影像解剖学系列图谱

总主编 刘树伟 林祥涛

Atlas of Imaging Anatomy: **Chest**

胸部影像
解剖图谱

主 编 孟海伟 张忠和

U0322519

山东科学技术出版社

图书在版编目（CIP）数据

胸部影像解剖图谱 / 孟海伟，张忠和主编 . —济南：山东科学技术出版社，2020.1

（影像解剖学系列图谱 / 刘树伟，林祥涛总主编）

ISBN 978-7-5331-7682-2

Ⅰ.①胸… Ⅱ.①孟… ②张… Ⅲ.①胸腔疾病 – 影象诊断 – 人体解剖学 – 图谱 Ⅳ.① R560.4-64

中国版本图书馆 CIP 数据核字（2018）第 141978 号

胸部影像解剖图谱

XIONGBU YINGXIANG JIEPOU TUPU

责任编辑：徐日强

装帧设计：孙　佳

主管单位：山东出版传媒股份有限公司

出 版 者：山东科学技术出版社

地址：济南市市中区英雄山路 189 号

邮编：250002　电话：（0531）82098088

网址：www.lkj.com.cn

电子邮件：sdkj@sdcbcm.com

发 行 者：山东科学技术出版社

地址：济南市市中区英雄山路 189 号

邮编：250002　电话：（0531）82098071

印 刷 者：山东彩峰印刷股份有限公司

地址：潍坊市福寿西街 99 号

邮编：261031　电话：（0536）8216157

规格：32 开（125mm × 190mm）

印张：4.75　字数：95 千　印数：1~3000

版次：2020 年 1 月第 1 版　2020 年 1 月第 1 次印刷

定价：20.00 元

总主编 刘树伟 林祥涛

主 编 孟海伟 张忠和

编 者（以姓名笔画为序）

亓恒涛（山东省医学影像学研究所）

张忠和（山东省立医院）

冷 媛（山东大学齐鲁医学院）

孟海伟（山东大学齐鲁医学院）

郭新庆（山东省菏泽医学专科学校）

总　前　言

　　超声、CT 和 MRI 等现代断层影像技术发展迅速，已成为当今临床诊治疾病的必备工具。不仅影像科医师要正确地阅读超声、CT 和 MR 图像，而且临床各科医师均要娴熟地应用断层影像技术诊治疾病。影像解剖学是正确识别疾病超声、CT 和 MR 图像的基础，是介入及手术治疗疾病的向导。因此，只有掌握了影像解剖学，才能准确判读和应用超声、CT 和 MR 图像。1993 年以来，在中国解剖学会断层影像解剖学分会领导下，山东大学齐鲁医学院断层影像解剖学研究中心共举办了 25 届全国断层影像解剖学及其临床应用学习班，报名参加者络绎不绝。这充分说明了断层影像解剖学的重要性，我们也深深感到自己责任的重大。在长期的教学过程中，教师和学员均感到编写一套以活体超声、CT 和 MR 图像为基础的"影像解剖学系列图谱"的重要性和必要性。为此，我们组织山东大学从事断层影像解剖学研究和教学的有关人员，编写了这套"影像解剖学系列图谱"，以期能满足临床各科医师学习正常超声、CT 和 MR 图像的需求。

　　为适应不同临床学科医师学习影像解剖学的专业需求，本套"影像解剖学系列图谱"分成了 6 个分册，包括《颅脑影像解剖图谱》《头颈部影像解剖图谱》《胸部影像解剖图谱》《腹部影像解剖图谱》《盆部与会阴影像解剖图谱》和《脊柱与四肢影像解剖图谱》。在编写过程中，根据临床实际要求和方便读者阅读的原则，本套图谱追求以下特色：（1）系统性，从临床应用角度，全面系统地介绍人体各部位的正常超声、CT 和 MR 图像；（2）连续性，以健康中青年志愿者连续断层图像介绍人体各部的连续横断层、矢状断层和冠状断层解剖；（3）先进性，利用当今临床上最新的设备制作超声、CT 和 MR 图像，并吸纳了国内外断层影像解剖学的最新研究成果；（4）实用性，以解剖部位划分分册，版本采用小开本以方便读者随身携带，在图像选择和结构标注上以临床常用者为主；（5）可扩展性，每部分册末均附有一定数量的推荐读物，供欲进一步详细阅读者参考，使本套图谱具有一定的扩展性。

本套图谱的解剖学名词主要参照全国科学技术名词审定委员会公布的《人体解剖学名词（第二版）》（科学出版社 2014 年出版）。当《人体解剖学名词（第二版）》与临床习惯叫法不同时，则采用临床常用者。

本套图谱主要以临床各学科医师为主要读者对象，亦可供解剖学教师、临床医学和基础医学各专业硕士与博士研究生参考。

由于作者水平所限，书中疏漏甚至错误之处在所难免。恳请读者不吝赐教，以便再版时更正。

刘树伟　林祥涛

2019 年 11 月于济南

前　言

　　胸部影像检查以 CT 应用最为广泛，多层螺旋 CT 可以获得肺内管道的清晰断层图像，通过多种后处理技术可以获得任何方位的断面抑或三维图像。肺内管道组成主要为支气管、肺动脉和肺静脉，其走行、分支形式和毗邻关系复杂，一直是影像诊断中的难点。掌握肺内管道结构的正常 CT 解剖，是理解异常肺部 CT 图像并对疾病进行精确定位的基础。心脏超声可动态定量显示心腔内结构、心脏的搏动和血液流动，在心脏检查中居首要地位。心脏的超声解剖在本册中亦做简要叙述。

　　《胸部影像解剖图谱》共包含肺与纵隔 CT 图像 114 幅，纵隔 MR 图像 2 幅，心脏彩超图像 20 幅。书中图像均来自山东省立医院医学影像科及山东省医学影像学研究所。CT 图像由 GE 750 HD 扫描仪采集，包括肺窗及纵隔窗；MR 图像由 3.0T SIEMENS MRI 扫描仪采集，序列为 Vibe T_1 加权压脂增强图像；心脏超声图像由 PHILIPS iE33 采集。

　　本图谱主要供影像科医师、超声科医师、心胸外科医师、解剖学教师和医学院校学生学习使用。

限于作者水平及经验不足，本书在图像获取、图像处理及内容标注等方面难免存在错误或不妥之处，恳请广大读者谅解并不吝赐正，以便再次修订时参考。

孟海伟　张忠和

2019 年 11 月

目　录

第一章　纵隔横断层 CT、MR 图像

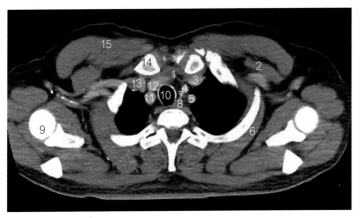

图 1-1　经右静脉角的横断层 CT 图像

1 甲状腺下静脉 inferior thyroid vein	2 胸小肌 pectoralis minor
3 左头臂静脉 left brachiocephalic vein	
4 左颈总动脉 left common carotid artery	
5 左锁骨下动脉 left subclavian artery	6 前锯肌 serratus anterior
7 左椎动脉 left vertebral artery	8 食管 esophagus
9 肱骨头 head of humerus	10 气管 trachea
11 右锁骨下动脉 right subclavian artery	12 头臂干 brachiocephalic trunk
13 右静脉角 right venous angle	
14 锁骨胸骨端 sternal end of clavicle	15 胸大肌 pectoralis major

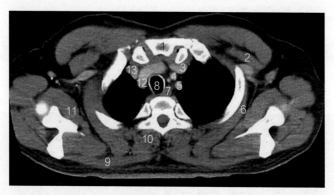

图 1-2　经头臂干的横断层 CT 图像

1　胸骨柄 manubrium sterni

2　胸小肌 pectoralis minor

3　左头臂静脉 left brachiocephalic vein

4　左颈总动脉 left common carotia artery

5　左锁骨下动脉 left subclayian artery

6　前锯肌 serratus anterior

7　食管 esophagus

8　气管 trachea

9　斜方肌 trapezius

10　竖脊肌 erector spinae

11　肩胛下肌 subscapularis

12　头臂干 brachiocephalic trunk

13　右头臂静脉 right brachiocephalic vein

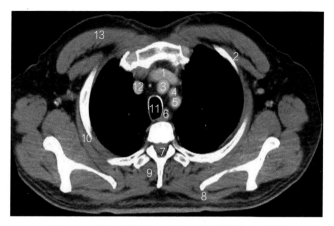

图 1-3 经主动脉弓三大分支的横断层 CT 图像

1	左头臂静脉 left brachiocephalic vein	2	胸小肌 pectoralis minor
3	头臂干 brachiocephalic trunk		
4	左颈总动脉 left common carotid artery		
5	左锁骨下动脉 left subclavian artery	6	食管 esophagus
7	脊髓 spinal cord	8	斜方肌 trapezius
9	竖脊肌 erector spinae	10	前锯肌 serratus anterior
11	气管 trachea		
12	右头臂静脉 right brachiocephalic vein	13	胸大肌 pectoralis major

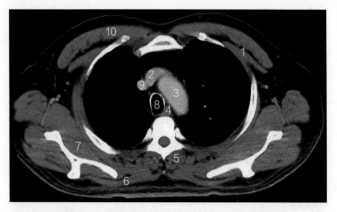

图 1-4 经主动脉弓上缘的横断层 CT 图像

1 胸小肌 pectoralis minor

2 左头臂静脉 left brachiocephalic vein

3	主动脉弓 aortic arch	4	食管 esophagus
5	竖脊肌 erector spinae	6	斜方肌 trapezius
7	肩胛下肌 subscapularis	8	气管 trachea
9	右头臂静脉 right brachiocephalic vein	10	胸大肌 pectoralis major

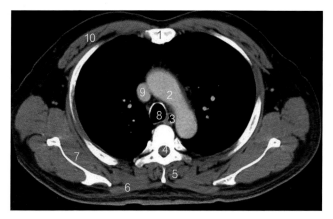

图 1-5　经上腔静脉与主动脉弓的横断层 CT 图像

1	胸骨体 body of sternum	2	主动脉弓 aortic arch
3	食管 esophagus	4	脊髓 spinal cord
5	竖脊肌 erector spinae	6	斜方肌 trapezius
7	肩胛下肌 subscapularis	8	气管 trachea
9	上腔静脉 superior vena cava	10	胸大肌 pectoralis major

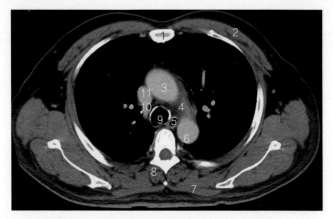

图 1-6　经主动脉肺动脉窗的横断层 CT 图像

1　胸骨体 body of sternum　　　　　2　胸大肌 pectoralis major

3　升主动脉 ascending aorta

4　主动脉肺动脉窗 aorticopulmonary window

5　食管 esophagus　　　　　　　　6　胸主动脉 thoracic aorta

7　斜方肌 trapezius　　　　　　　　8　竖脊肌 erector spinae

9　气管 trachea　　　　　　　　　10　奇静脉弓 arch of azygos vein

11　上腔静脉 superior vena cava

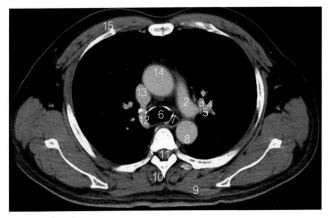

图 1-7　经奇静脉弓的横断层 CT 图像

1　胸骨体 body of sternum

2　左肺动脉 left pulmonary artery

3　尖后段静脉 apicoposterior segmental vein

4　前段动脉 anterior segmental artery

5　尖后段动脉 apicoposterior segmental artery

6　气管 trachea

7　食管 esophagus

8　胸主动脉 thoracic aorta

9　斜方肌 trapezius

10　竖脊肌 erector spinae

11　脊髓 spinal cord

12　奇静脉弓 arch of azygos vein

13　上腔静脉 superior vena cava

14　升主动脉 ascending aorta

15　胸大肌 pectoralis major

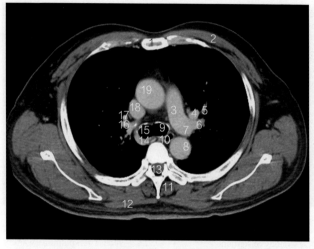

图 1-8　经左肺动脉干的横断层 CT 图像

1　胸骨体 body of sternum	2　胸大肌 pectoralis major
3　左肺动脉 left pulmonary artery	
4　尖后段静脉 apicoposterior segmental vein	
5　前段动脉 anterior segmental artery	
6　尖后段动脉 apicoposterior segmental artery	
7　下叶动脉 inferior lobar artery	8　胸主动脉 thoracic aorta
9　左主支气管 left principal bronchus	10　食管 esophagus
11　竖脊肌 erector spinae	12　斜方肌 trapezius
13　脊髓 spinal cord	14　奇静脉弓 arch of azygos vein
15　右主支气管 right principal bronchus	
16　后段静脉 posterior segmental vein	17　尖段静脉 apical segmental vein
18　上腔静脉 superior vena cava	19　升主动脉 ascending aorta

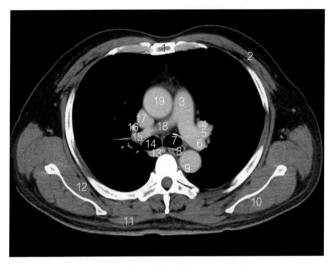

图 1-9　经气管隆嵴的横断层 CT 图像

1　胸骨体 body of sternum　　　2　胸大肌 pectoralis major

3　肺动脉干 pulmonary trunk

4　尖后段静脉 apicoposterior segmental vein

5　尖后段动脉 apicoposterior segmental artery

6　左肺下叶动脉 inferior lobar artery of left lung

7　左主支气管 left principal bronchus

8　食管 esophagus　　　9　胸主动脉 thoracic aorta

10　冈下肌 infraspinatus　　　11　斜方肌 trapezius

12　肩胛下肌 subscapularis

13　奇静脉弓 arch of azygos vein

14　右主支气管 right principal bronchus

15　后段静脉 posterior segmental vein　　　16　尖段静脉 apical segmental vein

17　上腔静脉 superior vena cava　　　18　右肺动脉 right pulmonary artery

19　升主动脉 ascending aorta

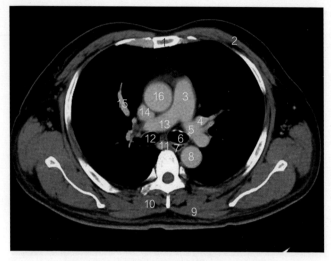

图 1-10　经右肺动脉的横断层 CT 图像

1　胸骨体 body of sternum	2　胸大肌 pectoralis major
3　肺动脉干 pulmonary trunk	
4　左上肺静脉 left superior pulmonary vein	
5　左肺动脉 left pulmonary artery	
6　左主支气管 left principal bronchus	7　食管 esophagus
8　胸主动脉 thoracic aorta	9　斜方肌 trapezius
10　竖脊肌 erector spinae	11　奇静脉 azygos vein
12　中间支气管 intermediate bronchus	13　右肺动脉 right pulmonary artery
14　上腔静脉 superior vena cava	15　前段静脉 anterior segmental vein
16　升主动脉 ascending aorta	

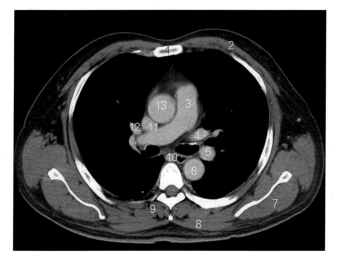

图 1-11　经双上肺静脉的横断层 CT 图像

1　胸骨体 body of sternum　　　　　　2　胸大肌 pectoralis major

3　肺动脉干 pulmonary trunk

4　左上肺静脉 left superior pulmonary vein

5　左肺下叶动脉 inferior lobar artery of left lung

6　胸主动脉 thoracic aorta

7　冈下肌 infraspinatus　　　　　　8　斜方肌 trapezius

9　竖脊肌 erector spinae　　　　　　10　奇静脉 azygos vein

11　上腔静脉 superior vena cava

12　右肺上叶静脉 right superior lobar vein

13　升主动脉 ascending aorta

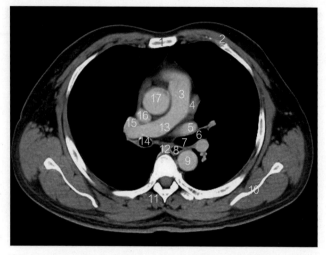

图 1-12　经上腔静脉根部的横断层 CT 图像

1　胸骨体 body of sternum　　　　2　胸大肌 pectoralis major

3　肺动脉干 pulmonary trunk　　　　4　左心耳 left auricle

5　左上肺静脉 left superior pulmonary vein

6　左肺上叶支气管 superior lobar bronchus of left lung

7　左主支气管 left principal bronchus　　8　食管 esophagus

9　胸主动脉 thoracic aorta　　　　10　肩胛骨 scapula

11　竖脊肌 erector spinae　　　　12　奇静脉 azygos vein

13　右肺动脉 right pulmonary artery

14　中间支气管 intermediate bronchus

15　右肺上叶静脉 right superior lobar vein

16　上腔静脉 superior vena cava　　17　升主动脉 ascending aorta

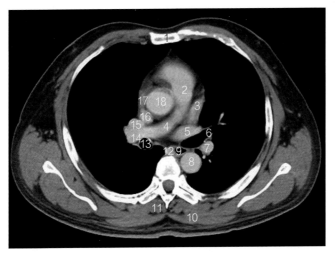

图 1-13 经肺动脉干根部的横断层 CT 图像

1 胸骨体 body of sternum   2 肺动脉干 pulmonary trunk

3 左心耳 left auricle   4 右肺动脉 right pulmonary artery

5 左上肺静脉 left superior pulmonary vein

6 下干 inferior trunk

7 左肺下叶动脉 inferior lobar artery of left lung

8 胸主动脉 thoracic aorta

9 食管 esophagus   10 斜方肌 trapezius

11 竖脊肌 erector spinae   12 奇静脉 azygos vein

13 中间支气管 intermediate bronchus

14 右肺叶间动脉 interlobar artery of right lung

15 右肺上叶静脉 right superior lobar vein

16 上腔静脉 superior vena cava   17 右心耳 right auricle

18 升主动脉 ascending aorta

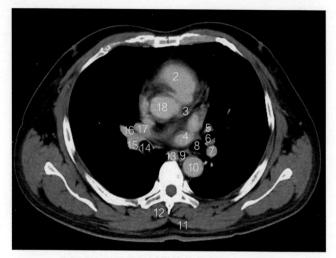

图 1-14　经左冠状动脉的横断层 CT 图像

1　胸骨体 body of sternum

2　右心室 right ventricle

3　左冠状动脉 left coronary artery

4　左心房 left atrium

5　舌静脉干 lingular venous trunk

6　上舌段支气管 superior lingular bronchus

7　左肺下叶动脉 left inferior lobar artery

8　左肺下叶支气管 inferior lobar bronchus of left lung

9　食管 esophagus

10　胸主动脉 thoracic aorta

11　斜方肌 trapezius

12　竖脊肌 erector spinae

13　奇静脉 azygos vein

14　中间支气管 intermediate bronchus

15　右肺下叶动脉 inferior lobar artery of right lung

16　右肺中叶动脉 middle lobar artery of right lung

17　右肺上叶静脉 right superior lobar vein

18　升主动脉 ascending aorta

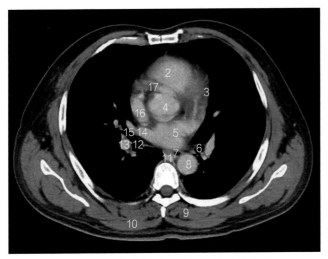

图 1-15 经右冠状动脉的横断层 CT 图像

1	胸骨体 body of sternum	2	右心室 right ventricle
3	左心室 left ventricle	4	升主动脉 ascending aorta

5　左心房 left atrium

6　左肺下叶支气管 inferior lobar bronchus of left lung

7	食管 esophagus	8	胸主动脉 thoracic aorta

9　竖脊肌 erector spinae

10	斜方肌 trapezius	11	奇静脉 azygos vein

12　右肺下叶支气管 inferior lobar bronchus of right lung

13　右肺下叶动脉 inferior lobar artery of right lung

14　右上肺静脉 right superior pulmonary vein

15　右肺中叶支气管 middle lobar bronchus of right lung

16	右心房 right atrium	17	右冠状动脉 right coronary artery

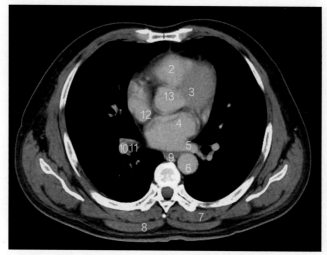

图 1-16 经左下肺静脉的横断层 CT 图像

1	胸骨体 body of sternum	2	右心室 right ventricle
3	左心室 left ventricle	4	左心房 left atrium
5	左下肺静脉 left inferior pulmonary vein	6	胸主动脉 thoracic aorta
7	竖脊肌 erector spinae	8	斜方肌 trapezius

9 奇静脉 azygos vein

10 右肺下叶动脉 inferior lobar artery of right lung

11 右肺下叶支气管 inferior lobar bronchus of right lung

12	右心房 right atrium	13	主动脉口 aortic orifice

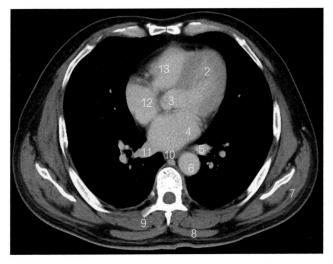

图 1–17　经右下肺静脉的横断层 CT 图像

1　胸骨体 body of sternum	2　左心室 left ventricle
3　主动脉口 aortic orifice	4　左心房 left atrium
5　左下肺静脉 left inferior pulmonary vein	6　胸主动脉 thoracic aorta
7　背阔肌 latissimus dorsi	8　斜方肌 trapezius
9　竖脊肌 erector spinae	10　食管 esophagus
11　右下肺静脉 right inferior pulmonary vein	
12　右心房 right atrium	13　右心室 right ventricle

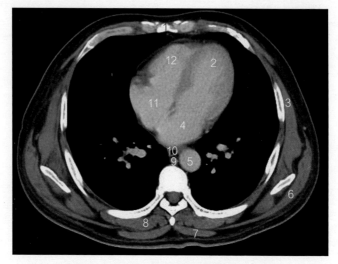

图 1-18 经左心房底部的横断层 CT 图像

1 胸骨体 body of sternum	2 左心室 left ventricle
3 前锯肌 serratus anterior	4 左心房 left atrium
5 胸主动脉 thoracic aorta	6 背阔肌 latissimus dorsi
7 斜方肌 trapezius	8 竖脊肌 erector spinae
9 奇静脉 azygos vein	10 食管 esophagus
11 右心房 right atrium	12 右心室 right ventricle

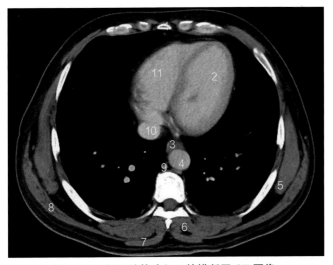

图 1-19 经下腔静脉入口的横断层 CT 图像

1 胸骨体 body of sternum 2 左心室 left ventricle
3 食管 esophagus 4 胸主动脉 thoracic aorta
5 前锯肌 serratus anterior 6 竖脊肌 erector spinae
7 斜方肌 trapezius 8 背阔肌 latissimus dorsi
9 奇静脉 azygos vein
10 下腔静脉口 orifice of inferior vena cava
11 右心室 right ventricle

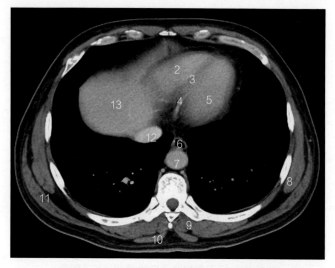

图 1-20　经心中静脉的横断层 CT 图像

1	胸骨体 body of sternum	2	右心室 right ventricle
3	室间隔 interventricular septum	4	心中静脉 middle cardiac vein
5	左心室 left ventricle	6	食管 esophagus
7	胸主动脉 thoracic aorta	8	前锯肌 serratus anterior
9	竖脊肌 erector spinae	10	斜方肌 trapezius
11	背阔肌 latissimus dorsi	12	下腔静脉 inferior vena cava
13	肝右叶 right lobe of liver		

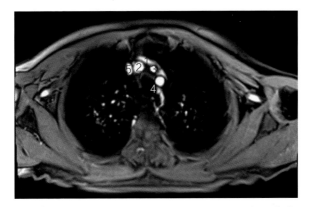

图 1-21　经主动脉弓三大分支的横断层 MR Vibe T$_1$ 加权压脂增强图像

1　左头臂静脉 left branchiocephalic vein　2　头臂干 branchiocephalic trunk

3　左颈总动脉 left common carotid artery　4　气管 trachea

5　右头臂静脉 right branchiocephalic vein

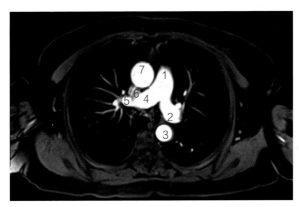

图 1-22　经肺动脉干分支的横断层 MR Vibe T$_1$ 加权压脂增强图像

1　肺动脉干 pulmonary trunk　　　　　2　左肺动脉 left pulmonary artery

3　胸主动脉 thoracic aorta　　　　　　4　右肺动脉 right pumonary artery

5　右肺上叶动脉 superior lobar artery of right lung

6　上腔静脉 superior vena cava　　　　7　升主动脉 ascending aorta

第二章 纵隔冠状断层 CT 图像

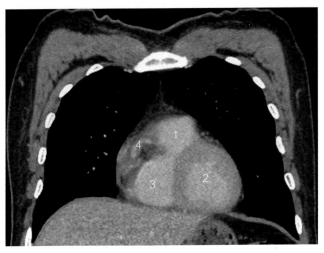

图 2-1 经肺动脉干前部的冠状断层 CT 图像

1 肺动脉干 pulmonary trunk   2 左心室 left ventricle

3 右心室 right ventricle   4 右心耳 right auricle

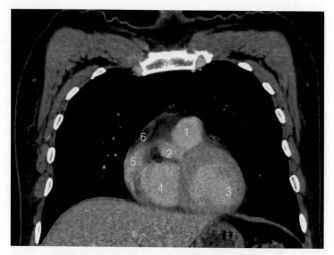

图 2-2   经主动脉起始前部的冠状断层 CT 图像

1   肺动脉干 pulmonary trunk   2   升主动脉 ascending aorta
3   左心室 left ventricle   4   右心室 right ventricle
5   右心房 right atrium   6   右心耳 right auricle

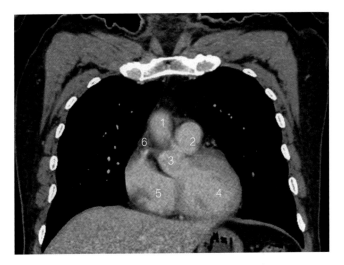

图 2-3　经右心耳的冠状断层 CT 图像

1	主动脉弓 aortic arch	2	肺动脉干 pulmonary trunk
3	升主动脉 ascending aorta	4	左心室 left ventricle
5	右心室 right ventricle	6	右心耳 right auricle

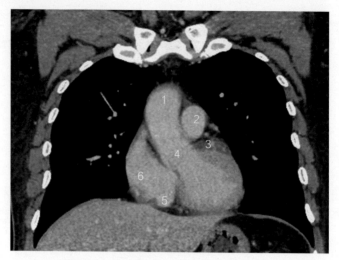

图 2-4　经升主动脉的冠状断层 CT 图像

1　主动脉弓 aortic arch　　　　　　2　肺动脉干 pulmonary trunk

3　左心耳 left auricle　　　　　　　4　升主动脉 ascending aorta

5　右心室 right ventricle　　　　　　6　右心房 right atrium

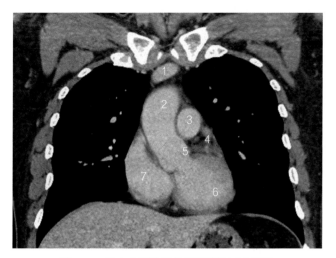

图 2-5 经左头臂静脉的冠状断层 CT 图像

1 左头臂静脉 left branchiocephalic vein   2 主动脉弓 aortic arch

3 肺动脉干 pulmonary trunk   4 左心耳 left auricle

5 主动脉窦 aortic sinus   6 左心室 left ventricle

7 右心房 right atrium

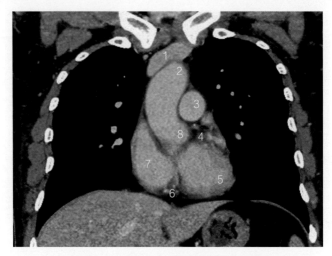

图 2-6   经左心耳的冠状断层 CT 图像

1 左头臂静脉 left branchiocephalic vein   2 主动脉弓 aortic arch
3 肺动脉干 pulmonary trunk   4 左心耳 left auricle
5 左心室 left ventricle   6 房室交点 atrioventricular crux
7 右心房 right atrium   8 主动脉窦 aortic sinus

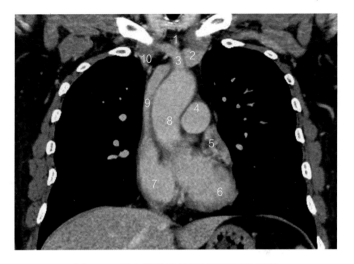

图 2-7　经上腔静脉的冠状断层 CT 图像

1　甲状腺下静脉 inferior thyroid vein

2　左头臂静脉 left brachiocephalic vein

3　头臂干 brachiocephalic trunk

4　肺动脉干 pulmonary trunk

5　左心耳 left auricle

6　左心室 left ventricle

7　右心房 right atrium

8　升主动脉 ascending aorta

9　上腔静脉 superior vena cava

10　右头臂静脉 right brachiocephalic vein

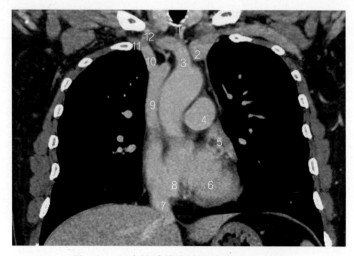

图 2-8　经右头臂静脉的冠状断层 CT 图像

1　甲状腺下静脉 inferior thyroid vein

2　左头臂静脉 left brachiocephalic vein

3　头臂干 brachiocephalic trunk　　4　肺动脉干 pulmonary trunk

5　左心耳 left auricle　　6　左心室 left ventricle

7　下腔静脉 inferior vena cava　　8　右心房 right atrium

9　上腔静脉 superior vena cava

10　右头臂静脉 right brachiocephalic vein

11　右锁骨下静脉 right subclavian vein

12　右颈内静脉 right internal jugular vein

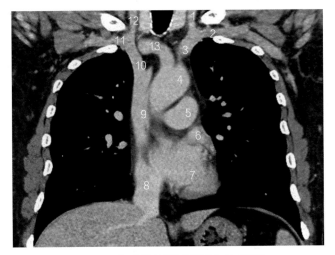

图 2-9　经头臂干的冠状断层 CT 图像

1 左颈内静脉 left internal jugular vein	2 左锁骨下静脉 left subclavian vein
3 左头臂静脉 left brachiocephalic vein	4 主动脉弓 aortic arch
5 肺动脉干 pulmonary trunk	6 左心房 left atrium
7 左心室 left ventricle	8 下腔静脉 inferior vena cava

9 上腔静脉 superior vena cava

10 右头臂静脉 right brachiocephalic vein

11 右锁骨下静脉 right subclavian vein

12 右颈内静脉 right internal jugular vein

13 头臂干 brachiocephalic trunk

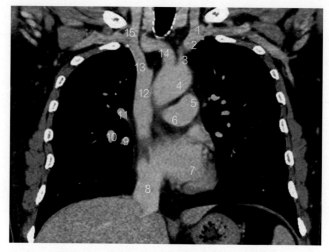

图 2-10　经肺动脉分叉的冠状断层 CT 图像

1　左静脉角　left venous angle

2　左头臂静脉　left brachiocephalic vein

3　左颈总动脉　left common carotid artery　4　主动脉弓 aortic arch

5　左肺动脉　left pulmonary artery　6　右肺动脉　right pulmonary artery

7　左心室　left ventricle　　　　　　8　下腔静脉　inferior vena cava

9　右肺中叶静脉　middle lobar vein of right lung

10　右肺中叶动脉　middle lobar artery of right lung

11　右肺前段静脉　anterior segmental vein of right lung

12　上腔静脉　superior vena cava

13　右头臂静脉　right brachiocephalic vein　14　头臂干　brachiocephalic trunk

15　右静脉角　right venous angle

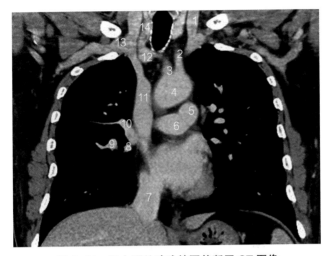

图 2-11　经左颈总动脉的冠状断层 CT 图像

1　左颈内静脉 left internal jugular vein

2　左颈总动脉 left common carotid artery

3　头臂干 brachiocephalic trunk　　　4　主动脉弓 aortic arch

5　左肺动脉 left pulmonary artery　　　6　右肺动脉 right pulmonary artery

7　下腔静脉 inferior vena cava

8　右肺中叶静脉 middle lobar vein of right lung

9　右肺中叶动脉 middle lobar artery of right lung

10　右肺前段静脉 anterior segmental vein of right lung

11　上腔静脉 superior vena cava　　　12　头臂干 brachiocephalic trunk

13　右静脉角 right venous angle

14　右颈总动脉 right common carotid artery

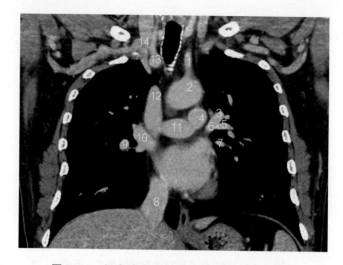

图 2-12 经主动脉肺动脉窗的冠状断层 CT 图像

1 左颈总动脉 left common carotid artery	2 主动脉弓 aortic arch

3 左肺尖后段静脉 apicoposterior segmental vein of left lung

4 左肺动脉 left pulmonary artery

5 左肺前段静脉 anterior segmental vein of left lung

6 左上肺静脉 left superior pulmonary vein

7 舌静脉干 lingular venous trunk

8 下腔静脉 inferior vena cava

9 右肺中叶动脉 middle lobar artery of right lung

10 右上肺静脉 right superior pulmonary vein

11 右肺动脉 right pulmonary artery

12 上腔静脉 superior vena cava

13 头臂干 brachiocephalic trunk

14 右静脉角 right venous angle

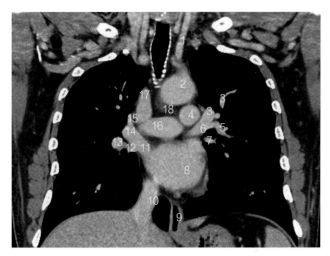

图 2-13　经右上肺静脉的冠状断层 CT 图像

1　左颈总动脉 left common carotid artery　　2　主动脉弓 aortic arch

3　尖后段动、静脉 apicoposterior segmental artery and vein

4　左肺动脉 left pulmonary artery

5　左肺前段静脉 anterior segmental vein of left lung

6　左上肺静脉 left superior pulmonary vein

7　舌静脉干 lingular venous trunk　　8　左心房 left atrium

9　食管 esophagus　　10　下腔静脉 inferior vena cava

11　右上肺静脉 right superior pulmonary vein

12　中叶静脉 middle lobar vein

13　右肺中叶动脉 middle lobar artery of right lung

14　右肺上叶静脉 right superior lobar vein　　15　尖段静脉 apical segmental vein

16　右肺动脉 right pulmonary artery　　17　上腔静脉 superior vena cava

18　主动脉肺动脉窗 aortopulmonary window

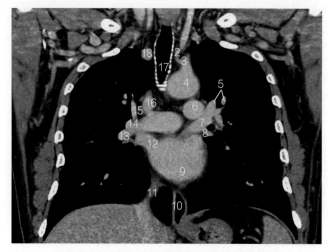

图 2-14　经左上肺静脉的冠状断层 CT 图像

1　左颈总动脉 left common carotid artery　　2　椎动脉 vertebral artery

3　左锁骨下动脉 left subclavian artery　　4　主动脉弓 aortic arch

5　尖后段动、静脉 apicoposterior segmental artery and vein

6　左肺动脉 left pulmonary artery

7　左上肺静脉 left superior pulmonary vein

8　舌静脉干 lingular venous trunk　　9　左心房 left atrium

10　食管 esophagus　　11　下腔静脉 inferior vena cava

12　右上肺静脉 right superior pulmonary vein

13　右肺中叶动脉 middle lobar artery of right lung

14　后段静脉 posterior segmental vein　　15　尖段静脉 apical segmental vein

16　奇静脉弓 arch of azygos vein　　17　气管 trachea

18　右锁骨下动脉 right subclavian artery

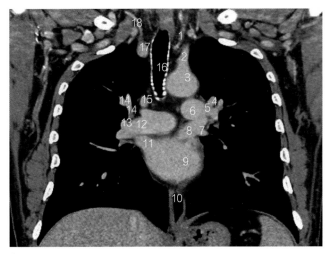

图 2-15　经左锁骨下动脉的冠状断层 CT 图像

1　左颈总动脉 left common carotid artery

2　左锁骨下动脉 left subclavian artery

3　主动脉弓 aortic arch

4　尖后段静脉 apicoposterior segmental vein

5　左肺上叶动脉 superior lobar artery of left lung

6　左肺动脉 left pulmonary artery　　　7　舌静脉干 lingular venous trunk

8　左上肺静脉 left superior pulmonary artery

9　左心房 left atrium　　　10　食管 esophagus

11　右上肺静脉 right superior pulmonary vein

12　右肺动脉 right pulmonary artery

13　后段静脉 posterior segmental vein

14　尖段动、静脉 apical segmental artery and vein

15　奇静脉弓 arch of azygos vein　　　16　气管 trachea

17　右锁骨下动脉 right subclavian artery　　　18　甲状颈干 thyrocervical trunk

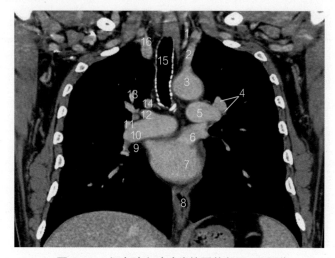

图 2-16　经右肺上叶动脉的冠状断层 CT 图像

1　左颈总动脉 left common corotid artery

2　左锁骨下动脉 left subclavian artery

3　主动脉弓 aortic arch

4　尖后段动、静脉 apicoposterior segmental artery and vein

5　左肺动脉 left pulmonary artery

6　左上肺静脉 left superior pulmonary vein

7　左心房 left atrium　　　　　　　8　食管 esophagus

9　右肺中叶支气管 middle lobar bronchus of right lung

10　右肺叶间动脉 interlobar artery of right lung

11　后段静脉 posterior segmental vein

12　右肺上叶动脉 superior lobar artery of right lung

13　尖段静脉 apical segmental vein　　　14　奇静脉弓 arch of azygos vein

15　气管 esophagus

16　右锁骨下动脉 right subclavian artery

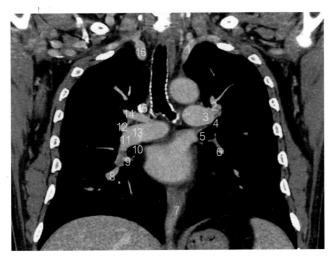

图 2-17 经右肺中叶支气管的冠状断层 CT 图像

1 左锁骨下动脉 left subclavian artery

2 尖后段静脉 apicoposterior segmental vein

3 左肺动脉 left pulmonary artery

4 左肺上叶支气管 superior lobar bronchus of left lung

5 左主支气管 left principal bronchus

6 内前底段动脉 medioanterior basal segmental artery

7 胸主动脉 thoracic aorta

8 外侧底段动脉 lateral basal segmental artery

9 右肺中叶静脉 middle lobar vein of right lung

10 右肺中叶支气管 middle lobar bronchus of right lung

11 右肺叶间动脉 interlobar artery of right lung

12 后段静脉 posterior segmental artery

13 右肺动脉 right pulmonary artery

14 右肺上叶动脉 superior lobar artery of right lung

15 奇静脉弓 arch of azygos vein

16 右锁骨下动脉 right subclavian artery

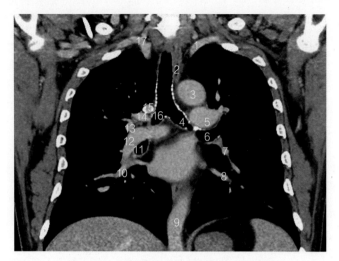

图 2-18　经气管分叉的冠状断层 CT 图像

1　左锁骨下动脉 left subclavian artery　　2　食管 esophagus

3　主动脉弓 aortic arch　　　　　　　　4　左主支气管 left principal bronchus

5　左肺动脉 left pulmonary artery

6　左肺上叶支气管 superior lobar bronchus of left lung

7　内前底段动脉 medioanterior basal segmental artery

8　左下肺静脉 left inferior pulmonary vein

9　胸主动脉 thoracic aorta

10　右肺外侧底段动脉 lateral basal segmental artery of right lung

11　右肺中叶支气管 middle lobar bronchus of right lung

12　右肺叶间动脉 interlobar artery of right lung

13　右肺后段静脉 posterior segmental vein of right lung

14　右肺上叶动脉 superior lobar artery of right lung

15　奇静脉弓 arch of azygos vein

16　右主支气管 right principal bronchus

17　右锁骨下动脉 right subclavian artery

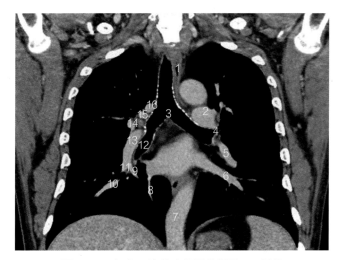

图 2-19 经左下肺静脉的冠状断层 CT 图像

1 食管 esophagus 2 左肺动脉 left pulmonary artery

3 气管隆嵴 carina of trachea

4 左肺上叶支气管 superior lobar bronchus of left lung

5 左肺下叶动脉 inferior lobar artery of left lung

6 左下肺静脉 left inferior pulmonary vein 7 胸主动脉 thoracic aorta

8 内侧底段静脉 medial basal segmental vein

9 内侧底段动脉 medial basal segmental artery

10 外侧底段静脉 lateral basal segmental vein

11 外侧底段动脉 lateral basal segmental artery

12 中间支气管 intermediate bronchus

13 右肺叶间动脉 interlobar artery of right lung

14 后段静脉 posterior segmental vein

15 后段动脉 posterior segmental artery

16 奇静脉弓 arch of azygos vein

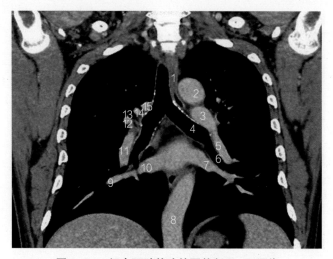

图 2-20　经右下肺静脉的冠状断层 CT 图像

1　食管 esophagus　　　　　　　　2　主动脉弓 aortic arch

3　左肺动脉 left pulmonary artery

4　左主支气管 left principal bronchus

5　左肺下叶动脉 inferior lobar artery of left lung

6　左肺下叶支气管 inferior lobar bronchus of left lung

7　左下肺静脉 left inferior pulmonary vein

8　胸主动脉 thoracic aorta

9　外侧底段静脉 lateral basal segmental vein

10　右下肺静脉 right inferior pulmonary vein

11　右肺叶间动脉 interlobar artery of right lung

12　右肺后段静脉 posterior segmental vein of right lung

13　右肺上叶支气管 superior lobar bronchus of right lung

14　右肺后段动脉 posterior segmental artery of right lung

15　奇静脉弓 arch of azygos vein

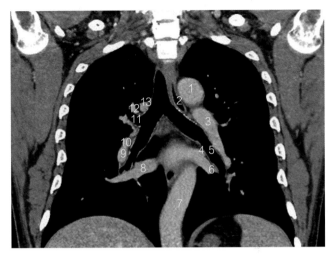

图 2-21　经右肺上叶支气管的冠状断层 CT 图像

1　主动脉弓 aortic arch	2　食管 esophagus
3　左肺动脉 left pulmonary artery	4　舌静脉干 lingular venous trunk
5　左肺下叶支气管 inferior lobar bronchus of left lung	
6　左下肺静脉 left inferior pulmonary vein	7　胸主动脉 thoracic aorta
8　右下肺静脉 right inferior pulmonary vein	
9　基底动脉干 basal trunk	
10　上段动脉 superior segmental artery	
11　右肺上叶支气管 superior lobar bronchus of right lung	
12　后段动脉 posterior segmental artery	13　奇静脉弓 arch of azygos vein

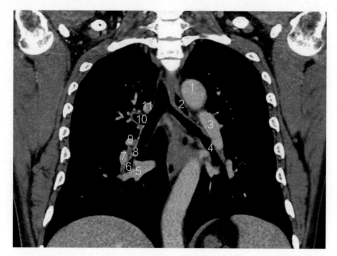

图 2-22　经右肺上段支气管的冠状断层 CT 图像

1　主动脉弓 aortic arch	2　食管 esophagus

3　左肺下叶动脉 inferior lobar artery of left lung

4　左肺下叶支气管 inferior lobar bronchus of left lung

5　右下肺静脉 right inferior pulmonary vein

6　右肺下叶支气管 inferior lobar bronchus of right lung

7　右肺下叶动脉 inferior lobar artery of right lung

8　上段支气管 superior segmental bronchus

9　上段动脉 superior segmental artery

10　右肺上叶支气管 superior lobar bronchus of right lung

11　奇静脉弓 arch of azygos vein

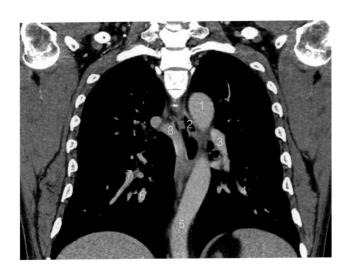

图 2-23 经奇静脉的冠状断层 CT 图像

1 胸主动脉 thoracic aorta

2 食管 esophagus

3 左肺下叶动脉 inferior lobar artery of left lung

4 外侧底段动脉 lateral basal segmental artery

5 胸主动脉 thoracic aorta

6 后底段静脉 posterior basal segmental vein

7 后底段动脉 posterior basal segmental artery

8 奇静脉 azygos vein

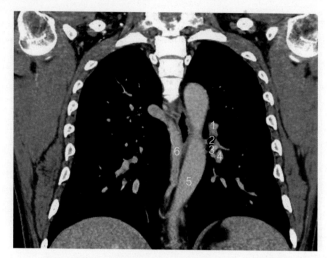

图 2-24　经左肺上段支气管的冠状断层 CT 图像

1　左肺下叶动脉 inferior lobar artery of left lung

2　上段支气管 superior segmental bronchus

3　上段静脉 superior segmental vein

4　后底段动脉 posterior basal segmental artery　　　5　胸主动脉 thoracic aorta

6　奇静脉 azygos vein

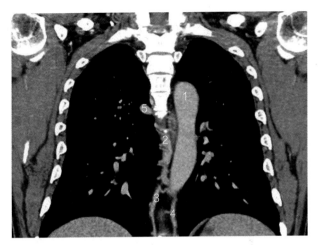

图 2-25 经胸主动脉的冠状断层 CT 图像

1 胸主动脉 thoracic aorta   2 奇静脉 azygos vein

3 奇静脉 azygos vein   4 半奇静脉 hemiazygos vein

5 奇静脉 azygos vein

第三章　纵隔矢状断层 CT 图像

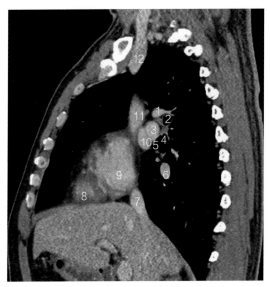

图 3-1　经右肺门的矢状断层 CT 图像

1　右肺上叶动脉 superior lobar artery of right lung

2　右肺上叶支气管 superior lobar bronchus of right lung

3　右肺动脉 right pulmonary artery　　　4　中叶支气管 middle lobar bronchus

5　下叶支气管 inferior lobar bronchus

6　右下肺静脉 right inferior pulmonary vein

7　下腔静脉 inferior vena cava　　　　8　右心室 right ventricle

9　右心房 right atrium

10　右上肺静脉 right superior pulmonary vein

11　上腔静脉 superior vena cava　　　12　颈内静脉 internal jugular vein

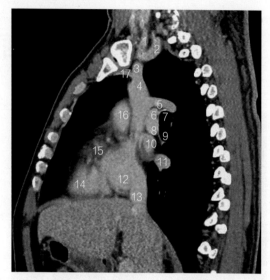

图 3-2　经奇静脉弓的矢状断层 CT 图像

1　右颈总动脉 right common carotid artery

2　右锁骨下动脉 right subclavian artery

3　右头臂静脉 right brachiocephalic vein　　　4　上腔静脉 superior vena cava

5　奇静脉弓 arch of azygos vein

6　右肺上叶动脉 superior lobar artery of right lung

7　右肺上叶支气管 superior lobar bronchus of right lung

8　右肺动脉 right pulmonary artery

9　右肺中间支气管 intermediate bronchus

10　右上肺静脉 right superior pulmonary vein

11　右下肺静脉 right inferior pulmonary vein

12　右心房 right atrium　　　13　下腔静脉 inferior vena cava

14　右心室 right ventricle　　　15　右心耳 right auricle

16　升主动脉 ascending aorta

17　胸廓内静脉 internal thoracic vein

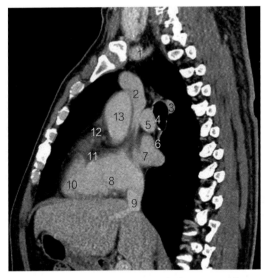

图 3-3　经右主支气管的矢状断层 CT 图像

1　头臂干 brachiocephalic trunk	2　上腔静脉 superior vena cava
3　奇静脉弓 arch of azygos vein	
4　右主支气管 right principal bronchus	
5　右肺动脉 right pulmonary artery	
6　心包斜窦 oblique sinus of pericardium	
7　左心房 left atrium	8　右心房 right atrium
9　下腔静脉 inferior vena cava	10　右心室 right ventricle
11　右冠状动脉 right coronary artery	12　右心耳 right auricle
13　升主动脉 ascending aorta	

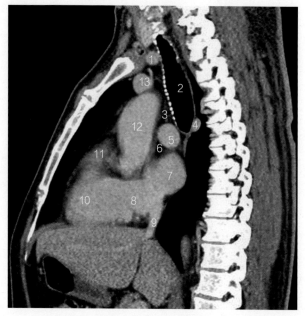

图 3-4　经升主动脉的矢状断层 CT 图像

1　头臂干 brachiocephalic trunk　　　　2　气管 trachea

3　主动脉肺动脉窗 aorticopulmonary window

4　奇静脉弓 arch of azygos vein　　　　5　右肺动脉 right pulmonary artery

6　心包横窦 transverse sinus of pericardium

7　左心房 left atrium　　　　　　　　　8　右心房 right atrium

9　下腔静脉 inferior vena cava　　　　　10　右心室 right ventricle

11　右心耳 right auricle　　　　　　　　12　升主动脉 ascending aorta

13　左头臂静脉 left brachiocephalic vein

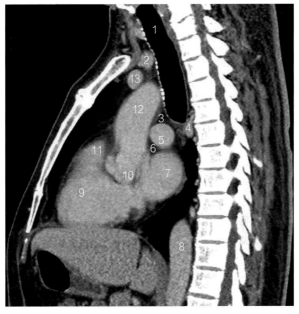

图 3-5　经气管的矢状断层 CT 图像

1　气管 trachea

2　头臂干 brachiocephalic trunk

3　主动脉肺动脉窗 aorticopulmonary window

4　奇静脉 azygos vein

5　右肺动脉 right pulmonary artery

6　心包横窦 transverse sinus of pericardium

7　左心房 left atrium

8　胸主动脉 thoracic aorta

9　右心室 right ventricle

10　主动脉瓣 aortic valve

11　动脉圆锥 conus arteriosus

12　主动脉弓 aortic arch

13　左头臂静脉 left brachiocephalic vein

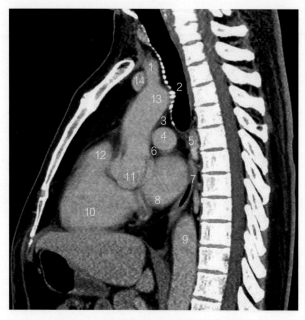

图 3-6 经头臂干的矢状断层 CT 图像

1 头臂干 brachiocephalic trunk

2 气管 trachea

3 主动脉肺动脉窗 aorticopulmonary window

4 右肺动脉 right pulmonary artery

5 奇静脉 azygos vein

6 心包横窦 transverse sinus of pericardium

7 食管 esophagus

8 左心房 left atrium

9 胸主动脉 thoracic aorta

10 右心室 right ventricle

11 主动脉瓣 aortic valve

12 动脉圆锥 conus arteriosus

13 主动脉弓 aortic arch

14 左头臂静脉 left brachiocephalic vein

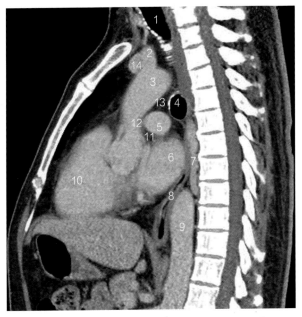

图 3-7　经右肺动脉根部的矢状断层 CT 图像

1　气管 trachea	2　头臂干 brachiocephalic trunk
3　主动脉弓 aortic arch	4　左主支气管 left principal bronchus
5　右肺动脉 right pulmonary artery	6　左心房 left atrium
7　奇静脉 azygos vein	8　食管 esophagus
9　胸主动脉 thoracic aorta	10　右心室 right ventricle

11　心包横窦 transverse sinus of pericardium

12　升主动脉 ascending aorta

13　主动脉肺动脉窗 aorticopulmonary window

14　左头臂静脉 left brachiocephalic vein

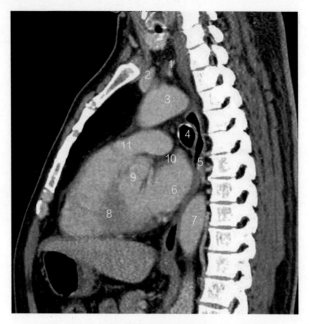

图 3-8　经肺动脉干的矢状断层 CT 图像

1　左椎动脉 left verteral artery

2　左头臂静脉 left brachiocephalic vein

3　主动脉弓 aortic arch　　　　　　4　左主支气管 left principal bronchus

5　食管 esophagus　　　　　　　　6　左心房 left atrium

7　胸主动脉 thoracic aorta　　　　　8　室间隔 interventricular septum

9　主动脉口 aortic orifice

10　心包横窦 transverse sinus of pericardium

11　肺动脉干 pulmonary trunk

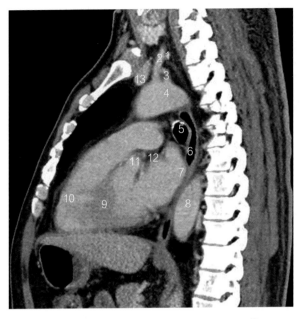

图 3-9 经左颈总动脉的矢状断层 CT 图像

1　椎动脉 vertebral artery

2　左颈总动脉 left common carotid artery

3　左锁骨下动脉 left subclavian artery　　4　主动脉弓 aortic arch

5　左主支气管 left principal bronchus　　6　食管 esophagus

7　左心房 left atrium　　8　胸主动脉 thoracic aorta

9　室间隔 interventricular septum　　10　右心室 right ventricle

11　升主动脉 ascending aorta

12　心包横窦 transvers sinus of pericardium

13　左头臂静脉 left brachiocephalic vein

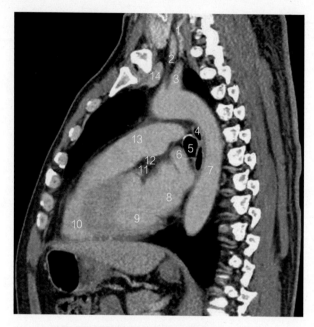

图 3-10 经胸主动脉的矢状断层 CT 图像

1 左椎动脉 left vertebral artery

2 左颈总动脉 left common carotid artery

3 左锁骨下动脉 left subclavian artery

5 左主支气管 left principal bronchus

6 左上肺静脉 left superior pulmonary vein

7 胸主动脉 thoracic aorta

9 左心室 left ventircle

11 左心耳 left auricle

12 左冠状动脉 left coronary artery

13 肺动脉干 pulmonary trunk

14 左头臂静脉 left brachiocephalic vein

4 食管 esophagus

8 左心房 left atrium

10 右心室 right ventricle

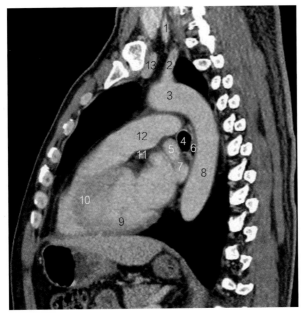

图 3-11 经左锁骨下动脉的矢状断层 CT 图像

1 左颈总动脉 left common carotid artery

2 左锁骨下动脉 left subclavian artery

3 主动脉弓 aortic arch   4 左主支气管 left principal bronchus

5 左上肺静脉 left superior pulmonary vein

6 食管 esophagus

7 左下肺静脉 left inferior pulmonary vein

8 胸主动脉 thoracic aorta

9 左心室 left ventricle   10 室间隔 interventricular septum

11 左冠状动脉 left coronary artery   12 肺动脉干 pulmonary trunk

13 左头臂静脉 left brachiocephalic vein

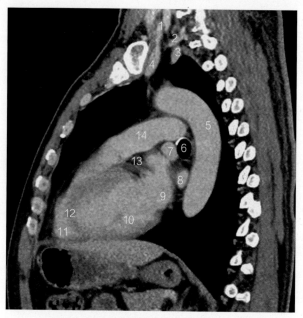

图 3-12　经左颈静脉角的矢状断层 CT 图像

1　左颈内静脉 left internal jugular vein	2　胸导管 thoracic duct
3　左锁骨下动脉 left subclavian artery	4　左锁骨下静脉 left subclavian vein
5　胸主动脉 thoracic aorta	6　左主支气管 left principal bronchus
7　左上肺静脉 left superior pulmonary vein	
8　左下肺静脉 left inferior pulmonary vein	
9　左心房 left atrium	10　左心室 left ventricle
11　右心室 right ventricle	12　室间隔 interventricular septum
13　左心耳 left auricle	14　肺动脉干 pulmonary trunk

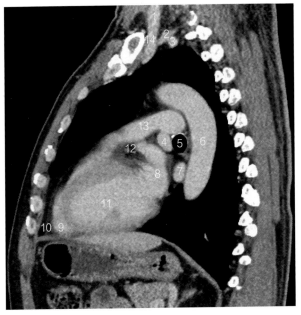

图 3-13 经胸导管的矢状断层 CT 图像

1　左颈内静脉 left internal jugular vein　　2　胸导管 thoracic duct

3　左锁骨下动脉 left subclavian artery

4　左上肺动脉 left superior pulmonary artery

5　左主支气管 left principal bronchus　　6　胸主动脉 thoracic aorta

7　左下肺静脉 left inferior pulmonary vein　8　左心房 left atrium

9　右心室 right ventricle

10　心包前下窦 anterior inferior sinus of pericardium

11　左心室 left ventricle　　　　　　12　左冠状动脉 left coronary artery

13　肺动脉干 pulmonary trunk　　　　14　左静脉角 left venous angle

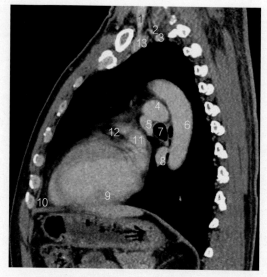

图 3-14　经左肺动脉的矢状断层 CT 图像

1　左颈内静脉　left internal jugular vein　　2　甲状颈干　thyrocervical trunk

3　左锁骨下动脉　left subclavian artery　　4　左肺动脉　left pulmonary artery

5　左上肺静脉　left superior pulmoanry vein

6　胸主动脉　thoracic aorta

7　左主支气管　left principal bronchus

8　左下肺静脉　left inferior pulmonary vein

9　左心室　left ventricle

10　心包前下窦　anterior inferior sinus of pericardium

11　左心房　left atrium　　　　12　左冠状动脉　left coronary artery

13　左锁骨下静脉　left subclavian vein

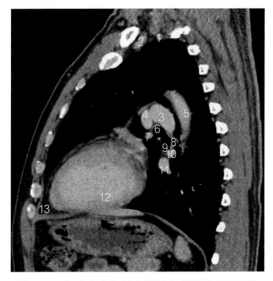

图 3-15　经左主支气管分叉的矢状断层 CT 图像

1　左锁骨下动脉 left subclavian artery

2　左锁骨下静脉 left subcalvian vein

3　左肺动脉 left pulmonary artery

4　左上肺静脉 left superior pulmonary vein

5　胸主动脉 thoracic aorta

6　左肺上叶支气管 superior lobar bronchus of left lung

7　左肺下舌段静脉 inferior lingular segmental vein of left lung

8　左肺上段支气管 superior segmental bronchus of left lung

9　左肺下叶支气管 inferior lobar bronchus of left lung

10　左肺上段静脉 superior segmental vein of left lung

11　左下肺静脉 left inferior pulmonary vein

12　左心室 left ventricle

13　心包前下窦 anterior inferior sinus of pericardium

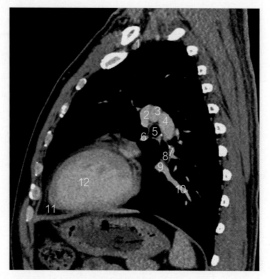

图 3-16 经左肺动脉分叉的矢状断层 CT 图像

1 左锁骨下静脉 left subclavian vein

2 左上肺静脉 left superior pulmonary vein

3 左肺上叶动脉 superior lobar artery of left lung

4 左肺下叶动脉 inferior lobar artery of left lung

5 左肺上叶支气管 superior lobar bronchus of left lung

6 左肺下舌段静脉 inferior lingular segmental vein of left lung

7 左肺上段静脉 superior segmental vein of left lung

8 左肺下叶支气管 inferior lobar bronchus of left lung

9 底段总静脉 common basal segmental vein

10 底段下静脉 inferior basal segmental vein

11 心包前下窦 anterior inferior sinus of pericardium

12 左心室 left ventricle

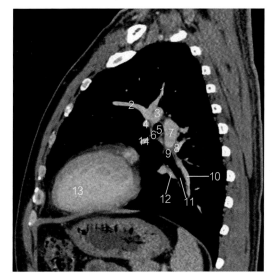

图 3-17 经左肺上叶支气管分叉的矢状断层 CT 图像

1　尖后段静脉 apicoposterior segmental
2　左肺前段静脉 anterior segmental vein of left lung
3　左肺上叶动脉 superior lobar artery of left lung
4　上舌段静脉 superior lingular segmental vein
5　上叶支气管上干 superior branch of superior lobar bronchus
6　上叶支气管下干 inferior branch of superior lobar bronchus
7　左肺下叶动脉 inferior lobar artery of left lung
8　上段静脉 superior segmental vein
9　左肺下叶支气管 inferior lobar bronchus of left lung
10　后底段动脉 posterior basal segmental artery
11　后底段支气管 posterior basal segmental bronchus
12　后底段静脉 posterior basal segmental vein
13　左心室 left ventricle
14　下舌段静脉 inferior lingular segmental vein

第四章　肺横断层 CT 图像

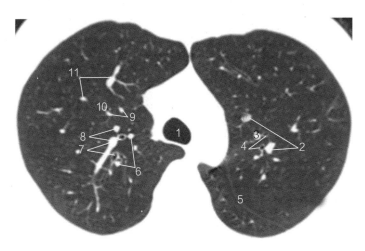

图 4-1　经左肺斜裂上部的横断层 CT 图像

1　气管 trachea

2　尖后段静脉 apicoposterior segmental vein

3　尖后段动脉 apicoposterior segmental artery

4　尖后段支气管 apicoposterior segmental bronchus

5　斜裂 oblique fissure

6　尖段动脉 apical segmental artery

7　尖段支气管 apical segmental bronchus

8　后段静脉 posterior segmental vein

9　前段动脉 anterior segmental artery

10　前段支气管 anterior segmental bronchus

11　尖段静脉 apical segmental vein

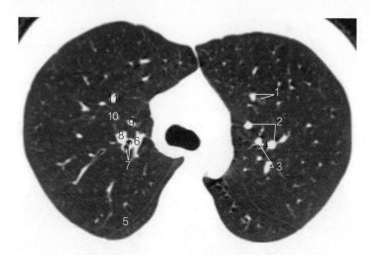

图 4-2　经气管分叉的横断层 CT 图像

1　前段支气管与静脉 anterior segmental bronchus and vein

2　尖后段静脉 apicoposterior segmental vein

3　尖后段动脉 apicoposterior segmental artery

4　尖后段支气管 apicoposterior segmental bronchus

5　斜裂 oblique fissure

6　尖段动脉 apical segmental artery

7　尖段支气管 apical segmental bronchus

8　后段静脉 posterior segmental vein

9　前段动脉分支 branch of anterior segmental artery

10　前段支气管 anterior segmental bronchus

11　尖段静脉 apical segmental vein

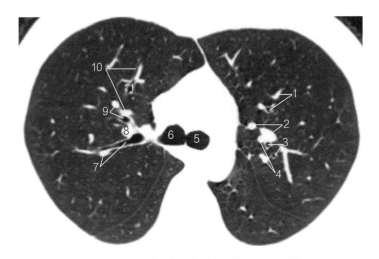

图 4-3 经右肺后段支气管的横断层 CT 图像

1 前段支气管和静脉 anterior segmental bronchus and vein

2 尖后段静脉 apicoposterior segmental vein

3 尖后段支气管 apicoposterior segmental bronchus

4 尖后段动脉 apicoposterior segmental artery

5 左主支气管 left principal bronchus

6 右主支气管 right principal bronchus

7 后段动脉和支气管 posterior segmental artery and bronchus

8 后段静脉 posterior segmental vein

9 尖段静脉和前段支气管 apical segmental vein and anterior segmental bronchus

10 前段动脉 anterior segmental artery

11 前段支气管 anterior segmental bronchus

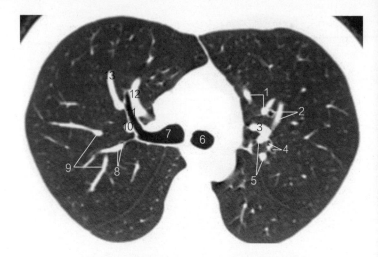

图 4-4　经右肺前段支气管的横断层 CT 图像

1　前段静脉 anterior segmental vein

2　前段支气管和动脉 anterior segmental bronchus and artery

3　尖后段静脉 apicoposterior segmental vein

4　尖后段支气管 apicoposterior segmental bronchus

5　尖后段动脉 apicoposterior segmental artery

6　左主支气管 left principal bronchus

7　右主支气管 right principal bronchus

8　后段动脉与支气管 poserior segmental artery and bronchus

9　后段静脉属支 tributaries of poserior segmental vein

10　后段静脉 posterior segmental vein

11　前段支气管 anterior segmental bronchus

12　前段动脉 anterior segmental artery

13　前段静脉 anterior segmental vein

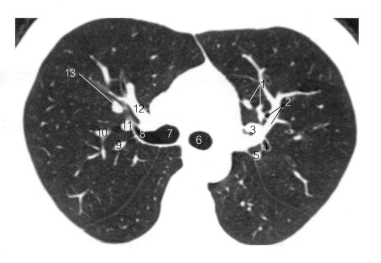

图 4-5　经左肺前段动脉的横断层 CT 图像

1　前段静脉 anterior segmental vein

2　前段支气管和动脉 anterior segmental bronchus and artery

3　尖后段静脉 apicoposterior segmental vein

4　尖后段支气管 apicoposterior segmental bronchus

5　尖后段动脉 apicoposterior segmental artery

6　左主支气管 left principal bronchus

7　右主支气管 right principal bronchus

8　前段支气管 anterior segmental bronchus

9　后段动脉 posterior segmental artery

10　后段静脉属支 tributaries of poserior segmental vein

11　后段静脉 posterior segmental vein

12　前段动脉 anterior segmental artery

13　尖前静脉 apicoanterior segmental vein

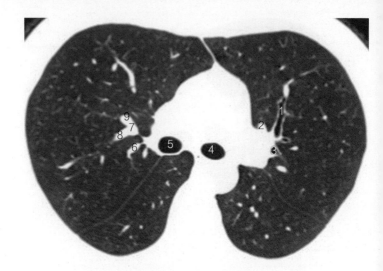

图 4-6　经左肺前段支气管的横断层 CT 图像

1　前段支气管 anterior segmental bronchus

2　前段静脉 anterior segmental vein

3　尖后段支气管 apicoposterior segmental bronchus

4　左主支气管 left principal bronchus

5　中间支气管 intermediate bronchus

6　后段动脉 posterior segmental artery

7　后段静脉 posterior segmental vein

8　后段静脉属支 tributaries of poserior segmental vein

9　尖前静脉 apicoanterior segmental vein

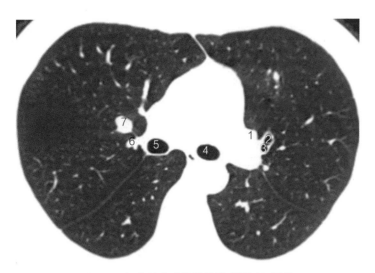

图 4-7　经右肺上叶静脉的横断层 CT 图像

1　左上肺静脉 left superior pulmonary vein
2　前段支气管 anterior segmental bronchus
3　尖后段支气管 apicoposterior segmental bronchus
4　左主支气管 left principal bronchus
5　中间支气管 intermediate bronchus
6　后段动脉 posterior segmental artery
7　右肺上叶静脉 right superior lobar vein

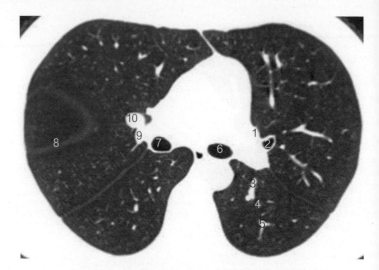

图 4-8　经左肺支气管上干的横断层 CT 图像

1　左上肺静脉 left superior pulmonary vein

2　左肺上叶支气管上干 superior trunk of superior lobar bronchus of left lung

3　上段动脉 superior segamental artery

4　上段支气管 superior segamental bronchus

5　上段静脉 superior segamental vein

6　左主支气管 left principal bronchus

7　中间支气管 intermediate bronchus

8　水平裂 horizontal fissure

9　后段动脉 posterior segmental artery

10　右肺上叶静脉 right superior lobar vein

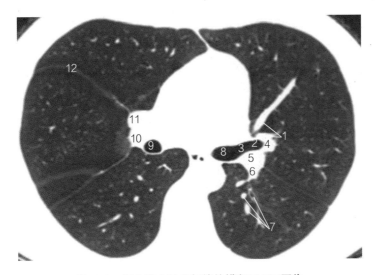

图 4-9 经左肺上叶支气管的横断层 CT 图像

1 上舌段静脉 superior lingular segmental vein

2 上干 superior trunk

3 左肺上叶支气管 superior lobar bronchus of left lung

4 舌动脉干 lingular arterial trunk

5 左肺下叶动脉 inferior lobar artery of left lung

6 上段动脉 superior segmental artery

7 上段静脉与支气管 superior segmental vein and bronchus

8 左主支气管 left principal bronchus

9 中间支气管 intermediate bronchus

10 右肺叶间动脉 interlobar artery of right lung

11 右上肺静脉 right superior pulmonary vein

12 水平裂 horizontal fissure

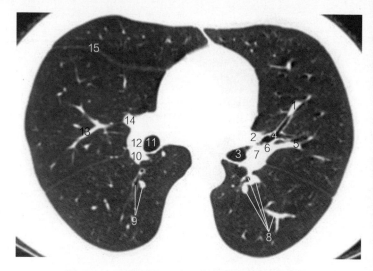

图 4-10　经左肺上舌段支气管的横断层 CT 图像

1　上舌段动脉 superior lingular segmental artery

2　舌静脉干 lingular venous trunk

3　左肺下叶支气管 inferior lobar bronchus of left lung

4　上舌段支气管 superior lingular segmental bronchus

5　上舌段动脉 superior lingular segmental artery

6　舌动脉干 lingular arteial trunk

7　左肺下叶动脉 inferior lobar artery of left lung

8　上段静脉与支气管 superior segmental vein and bronchus

9　上段支气管和静脉 superior segmental bronchus and vein

10　上段动脉 superiror segmental artery

11　中间支气管 intermediate bronchus

12　右肺叶间动脉 interlobar artery of right lung

13　外侧段动脉 lateral segmental artery

14　中叶动脉 middle lobar artery

15　水平裂 horizontal fissure

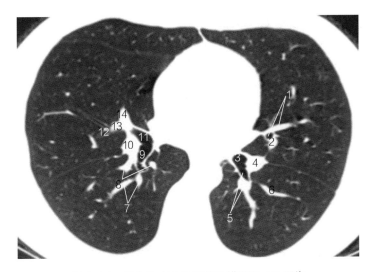

图 4-11　经右肺中叶支气管的横断层 CT 图像

1　下舌段支气管与静脉 inferior lingular segmental bronchus and vein

2　下舌段动脉 inferior lingular segmental artery

3　左肺下叶支气管 inferior lobar bronchus of left lung

4　左肺下叶动脉 inferior lobar artery of left lung

5　上段支气管和静脉 superior segmental bronchus and vein

6　上段动脉 superior segmental artery

7　上段静脉 superior segmental vein

8　上段动脉 superior segmental artery

9　上段支气管 superior segmental bronchus

10　右肺下叶动脉 inferior lobar artery of right lung

11　中叶支气管 middle lobar bronchus

12　外侧段支气管 lateral segmental bronchus

13　外侧段动脉 lateral segmental artery

14　内侧段动脉 medial segmental artery

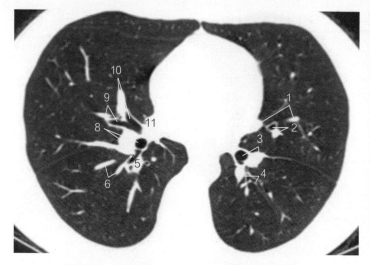

图 4-12   经右肺外侧段支气管的横断层 CT 图像

1 下舌段静脉 inferior lingular segmental vein

2 下舌段支气管和动脉 inferior lingular segmental bronchus and artery

3 左肺下叶支气管和动脉 inferior lobar bronchus and artery of left lung

4 上段支气管和静脉 superior segmental bronchus and vein

5 上段静脉 superior segmental vein

6 上段动脉 superior segmental artery

7 上段支气管 superior segmental bronchus

8 右肺下叶支气管和动脉 inferior lobar bronchus and artery of right lung

9 外侧段支气管和动脉 lateral segmental bronchus and artery

10   内侧段支气管和动脉 medial segmental bronchus and artery

11   中叶静脉 middle lobar vein

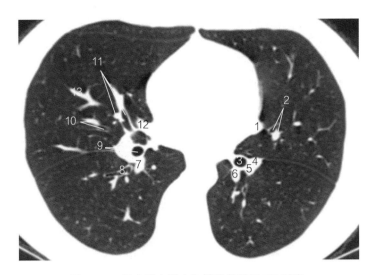

图 4-13　经右肺上段支气管的横断层 CT 图像

1　下舌段静脉 inferior lingular segmental vein

2　下舌段支气管和动脉 inferior lingular segmental bronchus and artery

3　左肺下叶支气管 inferior lobar bronchus of left lung

4　内前和外侧底段动脉 medioanterior and lateral basal segmental artery

5　后底段动脉 posterior basal segmental artery

6　上段静脉 superior segmental vein

7　上段静脉 superior segmental vein

8　上段支气管 superior segmental bronchus

9　右肺下叶支气管和动脉 inferior lobar bronchus and artery of right lung

10　外侧段支气管和动脉 lateral segmental bronchus and artery

11　内侧段支气管和动脉 medial segmental bronchus and artery

12　中叶静脉 middle lobar vein

13　外侧段静脉 lateral segmental vein

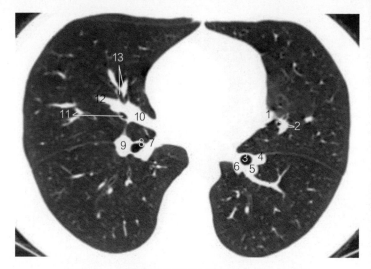

图 4-14　经基底动脉干支气管的横断层 CT 图像

1　下舌段静脉 inferior lingular segmental vein

2　下舌段支气管和动脉 inferior lingular segmental bronchus and artery

3　左肺下叶支气管 inferior lobar bronchus of left lung

4　内前和外侧底段动脉 medioanterior and lateral basal segmental artery

5　后底段动脉 posterior basal segmental artery

6　上段静脉 superior segmental vein

7　右下肺静脉 right inferior pulmonary vein

8　内侧底段支气管 medial basal segmental bronchus

9　基底动脉干 basilar arterial trunk

10　中叶静脉 middle lobar vein

11　外侧段支气管和动脉 lateral segmental bronchus and artery

12　外侧段静脉 lateral segmental vein

13　内侧段支气管和动脉 medial segmental bronchus and artery

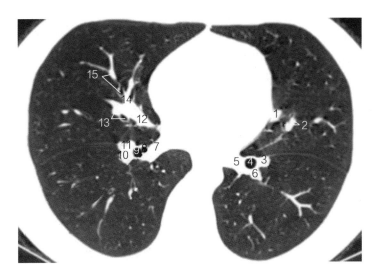

图 4-15 经右肺内侧底段支气管的横断层 CT 图像

1 下舌段静脉 inferior lingular segmental vein

2 下舌段支气管和动脉 inferior lingular segmental bronchus and artery

3 内前和外侧底段动脉 medioanterior and lateral basal segmental artery

4 左肺下叶支气管 inferior lobar bronchus of left lung

5 左下肺静脉 left inferior pulmonary vein

6 后底段动脉 posterior basal segmental artery

7 右下肺静脉 right inferior pulmonary vein

8 内侧底段支气管 medial basal segmental bronchus

9 右肺下叶支气管 inferior lobar bronchus of right lung

10 外侧底段和后底段动脉 latral and posterior basal segmental artery

11 内侧底段和前底段动脉 medial and anterior basal segmental artery

12 中叶静脉 middle lobar vein

13 外侧段支气管和静脉 lateral segmental bronchus and vein

14 内侧段静脉 medial segmental vein

15 内侧段支气管和动脉 medial segmental bronchus and artery

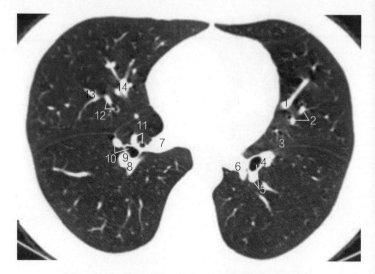

图 4-16　经右肺前底段支气管的横断层 CT 图像

1　下舌段静脉 inferior lingular segmental vein

2　下舌段支气管和动脉 inferior lingular segmental bronchus and artery

3　内前底段动脉 medioanterior basal segmental artery

4　外侧底段动脉 lateral basal segmental artery

5　后底段支气管和动脉 posterior basal segmental bronchus and artery

6　左下肺静脉 left inferior pulmonary vein

7　右下肺静脉 right inferior pulmonary vein

8　上段静脉属支 tributaries of superior segmental vein

9　外侧底段和后底段动脉 latral and posterior basal segmental artery

10　前底段支气管和动脉 anterior basal segmental bronchus and artery

11　内侧底段支气管和动脉 medial basal segmental bronchus and artery

12　外侧段支气管和动脉 lateral segmental bronchus and artery

13　外侧段静脉 lateral segmental vein

14　内侧段静脉 medial segmental vein

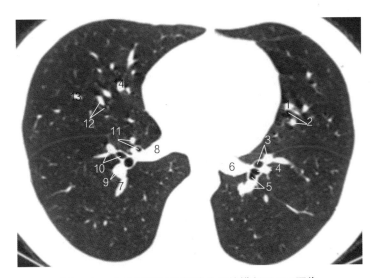

图 4-17 经左肺下叶支气管分叉的横断层 CT 图像

1 下舌段静脉 inferior lingular segmental vein

2 下舌段支气管和动脉 inferior lingular segmental bronchus and artery

3 内前底段支气管和动脉 medioanterior basal segmental bronchus and artery

4 外侧底段支气管和动脉 lateral basal segmental bronchus and artery

5 后底段支气管和动脉 posterior basal segmental bronchus and artery

6 底段总静脉 common basal segmental vein

7 上段静脉属支 tributaries of superior segmental vein

8 底段总静脉 common basal segmental vein

9 外侧底段和后底段支气管和动脉 latral and posterior basal segmental bronchus and artery

10 前底段支气管和动脉 anterior basal segmental bronchus and artery

11 内侧底段支气管和动脉 medial basal segmental bronchus and artery

12 外侧段支气管和动脉 lateral segmental bronchus and artery

13 外侧段静脉 lateral segmental vein

14 内侧段静脉 medial segmental vein

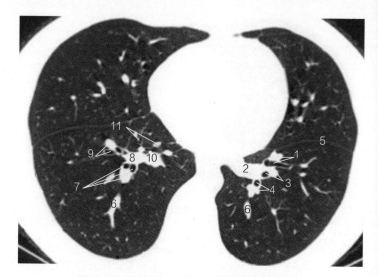

图 4-18　经左总底段静脉的横断层 CT 图像

1　内前底段支气管和动脉 medioanterior basal segmental bronchus and artery

2　底段总静脉 common basal segmental vein

3　外侧底段支气管和动脉 lateral basal segmental bronchus and artery

4　后底段支气管和动脉 posterior basal segmental bronchus and artery

5　斜裂 oblique fissure

6　上段静脉属支 tributaries of superior segmental vein

7　外侧底段与后底段支气管和动脉 lateral and posterior basal segmental bronchus and artery

8　前底段和外侧底段静脉 anterior and lateral basal segmental vein

9　前底段支气管和动脉 anterior basal segmental bronchus and artery

10　后底段静脉 posterior basal segmental vein

11　内侧底段支气管和静脉 medial basal segmental bronchus and vein

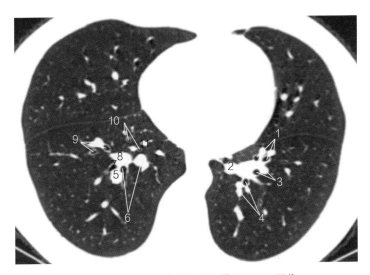

图 4-19 经左后底段静脉的横断层 CT 图像

1 内前底段支气管和动脉 medioanterior basal segmental bronchus and artery

2 后底段静脉 posterior basal segmental vein

3 外侧底段支气管和动脉 lateral basal segmental bronchus and artery

4 后底段支气管和动脉 posterior basal segmental bronchus and artery

5 外侧底段和后底段动脉 lateral and posterior basal segmental artery

6 后底段支气管和静脉 posterior basal segmental bronchus and vein

7 外侧底段支气管 lateral basal segmental bronchus

8 前底段和外侧底段静脉 anterior and lateral basal segmental vein

9 前底段支气管和动脉 anterior basal segmental bronchus and artery

10 内侧底段支气管和动脉 medial basal segmental bronchus and artery

11 内侧底段静脉 medial basal segmental vein

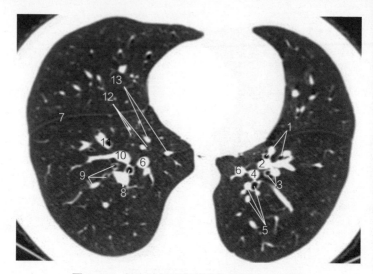

图 4-20 经左外侧底段静脉的横断层 CT 图像

1 内前底段支气管和动脉 medioanterior basal segmental bronchus and artery

2 内前底段静脉 medioanterior basal segmental vein

3 外侧底段支气管和动脉 lateral basal segmental bronchus and artery

4 外侧底段静脉 lateral basal segmental vein

5 后底段支气管和动脉 posterior basal segmental bronchus and artery

6 后底段静脉 posterior basal segmental vein

7 斜裂 oblique fissure

8 后底段支气管和动脉 posterior basal segmental bronchus and artery

9 外侧底段支气管和动脉 lateral basal segmental bronchus and artery

10 前底段和外侧底段静脉 anterior and lateral basal segmental vein

11 前底段支气管和动脉 anterior basal segmental bronchus and artery

12 内侧底段支气管和动脉 medial basal segmental bronchus and artery

13 内侧底段静脉 medial basal segmental vein

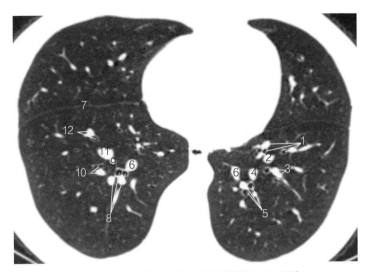

图 4-21　经右外侧底段动脉的横断层 CT 图像

1　内前底段支气管和动脉 medioanterior basal segmental bronchus and artery

2　内前底段静脉 medioanterior basal segmental vein

3　外侧底段支气管和动脉 lateral basal segmental bronchus and artery

4　外侧底段静脉 lateral basal segmental vein

5　后底段支气管和动脉 posterior basal segmental bronchus and artery

6　后底段静脉 posterior basal segmental vein

7　斜裂 oblique fissure

8　后底段支气管和动脉 posterior basal segmental bronchus and artery

9　外侧底段静脉 lateral basal segmental vein

10　外侧底段支气管和动脉 lateral basal segmental bronchus and artery

11　前底段静脉 anterior basal segmental vein

12　前底段支气管和动脉 anterior basal segmental bronchus and artery

第五章　肺冠状断层 CT 图像

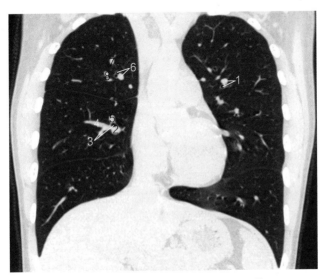

图 5-1　经升主动脉的冠状断层 CT 图像

1　前段支气管和动脉 anterior segmental bronchus and artery

2　内侧段静脉 medial segmental vein

3　内侧段支气管和动脉 medial segmental bronchus and artery

4　外侧段静脉 lateral segmental vein

5　外侧段动脉 lateral segmental artery

6　前段支气管和动脉 anterior segmental bronchus and artery

7　尖段静脉 apical segmental vein

8　前段静脉 anterior segmental vein

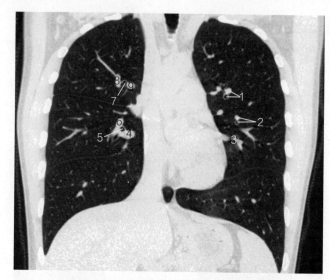

图 5-2　经下腔静脉的冠状断层 CT 图像

1　前段支气管和动脉 anterior segmental bronchus and artery

2　上舌段支气管和动脉 superior lingular bronchus and artery

3　下舌段支气管 inferior lingular bronchus

4　中叶静脉 middle lobar vein

5　内侧段支气管 medial segmental bronchus

6　外侧段动脉 lateral segmental artery

7　前段支气管 anterior segmental bronchus

8　尖前静脉 apicoanterior segmental vein

9　前段动脉 anterior segmental artery

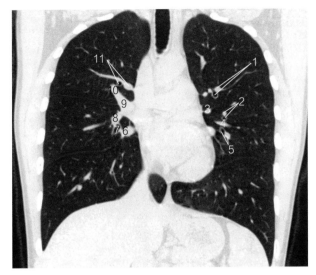

图 5-3　经上腔静脉的冠状断层 CT 图像

1　前段支气管和动脉 anterior segmental bronchus and artery

2　上舌段支气管和动脉 superior lingular bronchus and artery

3　上舌段静脉 superior lingular vein

4　下舌段静脉 inferior lingular vein

5　下舌段支气管和动脉 inferior lingular bronchus and artery

6　中叶静脉 middle lobar vein

7　内侧段支气管 medial segmental bronchus

8　右肺中叶动脉 right middle lobar artery

9　右肺上叶静脉 right superior lobar vein

10　尖前静脉 apicoanterior segmental vein

11　前段支气管和动脉 anterior segmental bronchus and artery

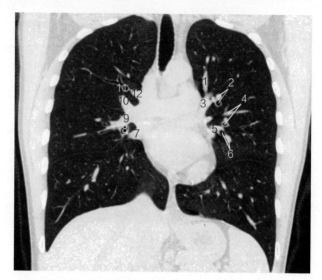

图 5-4　经右肺中叶支气管的冠状断层 CT 图像

1　尖段静脉 apical segmental vein

2　前段支气管和动脉 anterior segmental bronchus and artery

3　左上肺静脉 left superior pulmonary vein

4　上舌段支气管和静脉 superior lingular bronchus and vein

5　下舌段静脉 inferior lingular vein

6　下舌段支气管和动脉 inferior lingular bronchus and artery

7　中叶静脉 middle lobar vein

8　中叶支气管 middle lobar bronchus

9　右肺中叶动脉 middle lobar artery of right lung

10　右肺上叶静脉 superior lobar vein of right lung

11　前段支气管 anterior segmental bronchus

12　前段动脉 anterior segmental artery

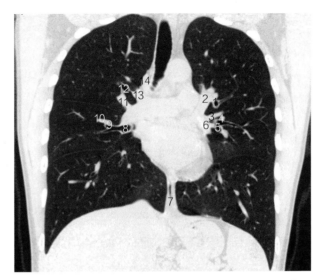

图 5-5　经右肺中叶外侧段支气管的冠状断层 CT 图像

1　前段支气管 anterior segmental bronchus

2　左上肺静脉 left superior pulmonary vein

3　上舌段静脉 superior lingular vein

4　上舌段支气管 superior lingular bronchus

5　下舌段支气管 inferior lingular bronchus

6　舌静脉干 lingular venous trunk.

7　食管 esophagus

8　右肺中叶支气管 middle lobar bronchus of right lung

9　外侧段支气管 lateral segmental bronchus

10　外侧段动脉 lateral segmental artery

11　右肺上叶静脉 superior lobar vein of right lung

12　前段支气管 anterior segmental bronchus

13　右肺上叶动脉 superior lobar artery of right lung

14　奇静脉弓 arch of azygos vein

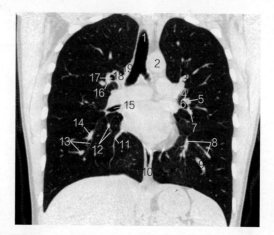

图 5-6　经左肺上下干支气管的冠状断层 CT 图像

1　气管 trachea
2　主动脉弓 aortic arch

3　尖后段静脉 apicoposterior segmental vein

4　左肺上叶支气管上干 superior trunk of left superior lobar bronchus

5　上舌段动脉 superior lingular segmental artery

6　左肺上叶支气管下干 inferior trunk of left superior lobar bronchus

7　下舌段动脉 inferior lingular segmental artery

8　内前底段动脉 medioanterior basal segmental artery

9　内前底段静脉 medioanterior basal segmental vein

10　食管 esophagus
11　内侧底段静脉 medial basal segmental vein

12　内侧底段支气管和动脉 medial basal segmental bronchus and artery

13　前底段支气管和静脉 anterior basal segmental bronchus and vein

14　前底段动脉 anterior basal segmental artery

15　右肺中间支气管 intermediate bronchus of right lung

16　右肺上叶静脉 superior lobar vein of right lung

17　前段支气管 anterior segmental bronchus

18　右肺上叶动脉 superior lobar artery of right lung

19　奇静脉弓 arch of azygos vein

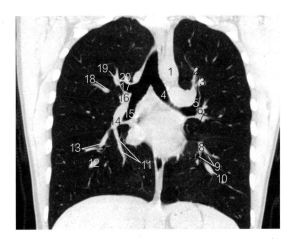

图 5-7 经右肺上叶支气管的冠状断层 CT 图像

1 主动脉弓 aortic arch

2 尖后段动脉 apicoposterior segmental artery

3 尖后段静脉 apicoposterior segmental vein

4 左主支气管 left principal bronchus

5 尖后段支气管 apicoposterior segmental bronchus

6 上舌段动脉 superior lingular segmental artery

7 下舌段动脉 inferior lingular segmental artery

8 内前底段动脉 medioanterior basal segmental artery

9 内前底段支气管 medioanterior basal segmental bronchus

10 内前底段静脉 medioanterior basal segmental vein

11 内侧底段支气管和动脉 medial basal segmental bronchus and artery

12 前底段静脉 anterior basal segmental vein

13 前底段支气管和动脉 anterior basal segmental bronchus and artery

14 右肺叶间动脉 interlobar artery of right lung

15 右肺中间支气管 intermediate bronchus of right lung

16 后段动脉 posterior segmental artery

17 右肺上叶支气管 superior lobar bronchus of right lung

18 后段静脉属支 tributaries of posterior segmental vein

19 后段静脉 posterior segmental vein

20 后段动脉 posterior segmental artery

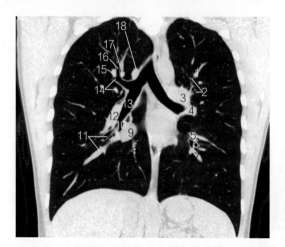

图 5-8　经右肺上叶尖段支气管的冠状断层 CT 图像

1　尖后段静脉 apicoposterior segmental vein

2　尖后段支气管 apicoposterior segmental bronchus

3　左肺动脉 left pulmonary artery　　　4　舌动脉干 lingular arterial trunk

5　内前底段动脉 medioanterior basal segmental artery

6　内前底段支气管 medioanterior basal segmental bronchus

7　内前底段静脉 medioanterior basal segmental vein

8　内侧底段静脉 medial basal segmental vein

9　右下肺静脉 right inferior pulmonary vein

10　内侧底段支气管 medial basal segmental bronchus

11　前底段支气管和静脉 anterior basal segmental bronchus and vein

12　右肺叶间动脉 interlobar artery of right lung

13　右肺中间支气管 intermediate bronchus of right lung

14　后段支气管和动脉 posterior segmental bronchus and artery

15　后段静脉 posterior segmental vein

16　尖段支气管 apical segmental bronchus

17　尖段动脉 apical segmental artery　　　18　奇静脉弓 arch of azygos vein

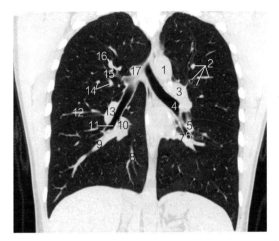

图 5-9　经左肺内前底段支气管的冠状断层 CT 图像

1　主动脉弓 aortic arch

2　尖后段支气管和静脉 apicoposterior segmental bronchus and vein

3　左肺下叶动脉 inferior lobar artery of left lung

4　下叶支气管 inferior lobar bronchus

5　内前底段动脉 medioanterior basal segmental artery

6　内前底段支气管 medioanterior basal segmental bronchus

7　内前底段静脉 medioanterior basal segmental vein

8　内侧底段静脉 medial basal segmental vein

9　前底段静脉 anterior basal segmental vein

10　总底段静脉 common basal segmental vein

11　下叶支气管 inferior lobar bronchus

12　右肺中叶静脉 middle lobar vein of right lung

13　右肺叶间动脉 interlobar artery of right lung

14　后段动脉和静脉属支 tributaries of posterior segmental artery and vein

15　后段支气管 posterior segmental bronchus

16　尖段支气管和后段静脉 apical segmental bronchus and posterior segmental vein

17　奇静脉弓 arch of azygos vein

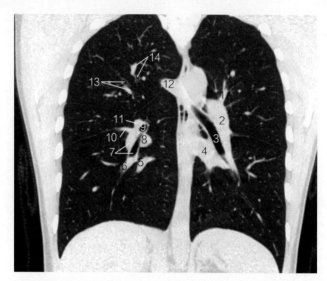

图 5–10　经左肺下叶支气管的冠状断层 CT 图像

1　尖后段动脉 apicoposterior segmental artery

2　左肺下叶动脉 inferior lobar artery of left lung

3　下叶支气管 inferior lobar bronchus

4　左下肺静脉 left inferior pulmonary vein

5　后底段静脉 posterior basal segmental vein

6　外侧底段静脉 lateral basal segmental vein

7　下叶支气管和动脉 inferior lobar bronchus and artery

8　右肺上段静脉 superior segmental vein of right lung

9　上段支气管 superior segmental bronchus

10　外侧段静脉 lateral segmental vein

11　右肺上段动脉 superior segmental artery of right lung

12　奇静脉弓 arch of azygos vein

13　后段支气管和动脉 posterior segmental bronchus and artery

14　尖段支气管和后段静脉 apical segmental bronchus and posterior segmental vein

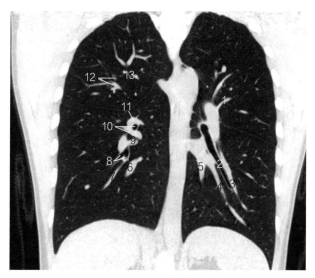

图 5-11 经左肺外侧底段支气管的冠状断层 CT 图像

1 尖后段动脉 apicoposterior segmental artery

2 外侧底段支气管 lateral basal segmental bronchus

3 外侧底段动脉 lateral basal segmental artery

4 外侧底段静脉 lateral basal segmental vein

5 后底段静脉 posterior basal segmental vein

6 后底段静脉 posterior basal segmental vein

7 外侧底段静脉 lateral basal segmental vein

8 外侧底段和后底段支气管 lateral basal and posterior basal bronchus

9 上底段静脉 superior basal segmental vein

10 上段支气管和静脉 superior segmental bronchus and vein

11 上段动脉 superior segmental artery

12 后段支气管和动脉 posterior segmental bronchus and artery

13 尖段支气管和后段静脉 apical segmental bronchus and posterior segmental vein

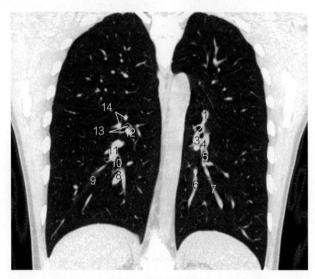

图 5-12　经胸主动脉的冠状断层 CT 图像

1　上段动脉 superior segmental artery

2　上段支气管 superior segmental bronchus

3　上段静脉 superior segmental vein

4　后底段动脉 posterior basal segmental artery

5　后底段支气管 posterior basal segmental bronchus

6　后底段静脉 posterior basal segmental vein

7　外侧底段静脉 lateral basal segmental vein

8　后底段静脉 posterior basal segmental vein

9　外侧底段支气管 lateral basal segmental bronchus

10　后底段支气管 posterior basal segmental bronchus

11　右肺下叶动脉 inferior lobar artery of right lung

12　上段静脉 superior segmental vein

13　上段支气管 superior segmental bronchus

14　上段动脉 superior segmental artery

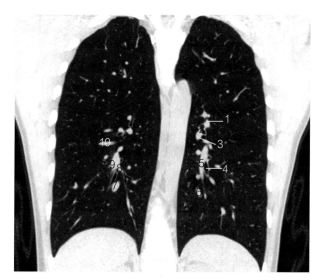

图 5-13 经左肺后底段动脉的冠状断层 CT 图像

1 上段动脉 superior segmental artery

2 上段支气管 superior segmental bronchus

3 上段静脉 superior segmental vein

4 后底段支气管 posterior basal segmental bronchus

5 后底段动脉 posterior basal segmental artery

6 后底段静脉 posteriorl basal segmental vein

7 后底段静脉 posterior basal segmental vein

8 后底段动脉 posterior basal segmental artery

9 外侧底段动脉 lateral basal segmental artery

10 上底段静脉 superior basal segmental vein

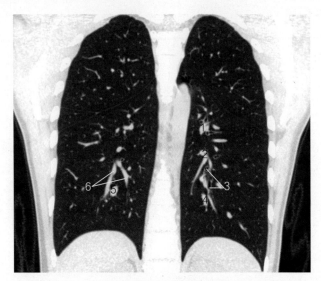

图 5-14　经右肺后底段动脉的冠状断层 CT 图像

1　上段静脉 superior segmental vein

2　后底段动脉 posterior basal segmental artery

3　后底段支气管 posterior basal segmental bronchus

4　后底段静脉 posterior basal segmental vein

5　后底段静脉 posterior basal segmental vein

6　后底段动脉 posterior basal segmental artery

第六章　肺矢状断层 CT 图像

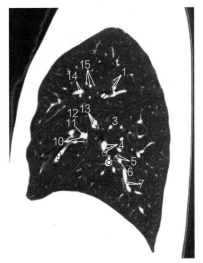

图 6-1　经右肺后底段支气管的矢状断层 CT 图像

1　后段支气管和动脉 posterior segmental bronchus and artery
2　后段静脉属支 tributaries of posterior segmental vein
3　斜裂 oblique fissure
4　前底段支气管和动脉 anterior basal segmental bronchus and artery
5　外侧底段支气管 lateral basal segmental bronchus
6　外侧底段动脉 lateral basal segmental artery
7　后底段支气管和动脉 posterior basal segmental bronchus and artery
8　前底段静脉 anterior basal segmental vein　 9　内侧段静脉 medial segmental vein
10　内侧段支气管和动脉 medial segmental bronchus and artery
11　外侧段静脉 lateral segmental vein　　 12　水平裂 horizontal fissure
13　外侧段支气管和动脉 lateral segmental bronchus and artery
14　前段静脉 anterior segmental vein
15　前段支气管和动脉 anterior segmental bronchus and artery

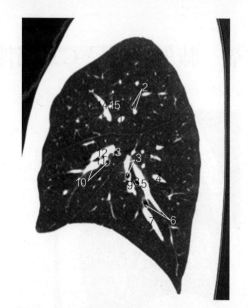

图 6-2　经右肺下叶动脉分叉的矢状断层 CT 图像

1　后段静脉属支 tributaries of posterior segmental vein

2　后段支气管和动脉 posterior segmental bronchus and artery

3　前底段支气管和动脉 anterior basal segmental bronchus and artery

4　上底段静脉 superior basal segmental vein

5　下叶动脉 inferior lobar artery

6　后底段支气管和动脉 posterior basal segmental bronchus and artery

7　后底段静脉 posterior basal segmental vein

8　外侧底段支气管 lateral basal segmental bronchus

9　前底段静脉 anterior basal segmental vein

10　内侧段支气管和静脉 medial segmental bronchus and vein

11　外侧段静脉 lateral segmental vein

12　内侧段动脉 medial segmental artery

13　外侧段支气管 lateral segmental bronchus

14　尖段静脉 apical segmental vein

15　前段支气管 anterior segmental bronchus

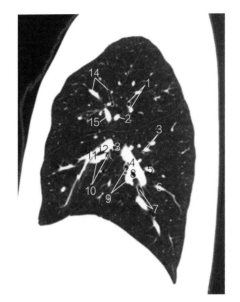

图 6-3 经右肺中叶动脉分叉的矢状断层 CT 图像

1 后段支气管和动脉 posterior segmental bronchus and artery

2 后段静脉属支 tributaries of posterior segmental vein

3 内侧底段支气管 medial basal segmental bronchus

4 下叶动脉 inferior lobar artery

5 上段静脉属支 tributaries of superior segmental vein

6 后底段动脉 posteior basal segmental artery

7 后底段支气管和静脉 posterior basal segmental bronchus and vein

8 外侧底段支气管 lateral basal segmental bronchus

9 前底段支气管和静脉 anterior basal segmental bronchus and vein

10 内侧段支气管和静脉 medial segmental bronchus and vein

11 外侧段动脉 lateral segmental artery

12 中叶动脉 middle lobar artery

13 外侧段支气管 lateral segmental bronchus

14 前段支气管和尖段静脉 anterior segmental bronchus and apical segmental vein

15 尖前静脉 apicoanterior segmental vein

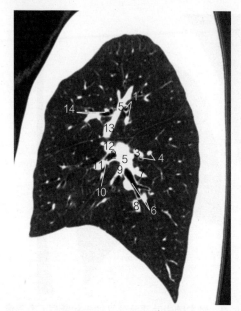

图 6-4　经右肺中叶支气管分叉的矢状断层 CT 图像

1　后段支气管和动脉 posterior segmental bronchus and artery

2　外侧段支气管 lateral segmental bronchus

3　上段动脉 superior segmental artery

4　上段支气管和静脉 superior segmental bronchus and vein

5　下叶动脉 inferior lobar artery

6　后底段支气管和动脉 posterior basal segmental bronchus and artery

7　上段静脉属支 tributaries of superior segmental vein

8　后底段静脉 posterior basal segmental vein

9　内侧底段动脉 medial basal segmental artery

10　内侧段支气管 medial segemental bronchus

11　中叶静脉 middle lobar vein　　　12　中叶动脉 middle lobar artery

13　上叶静脉 superior lobar vein

14　前段支气管和尖前静脉 anterior segmental bronchus and apicoanterior
　　segmental vein

15　后段静脉 posterior segmental vein

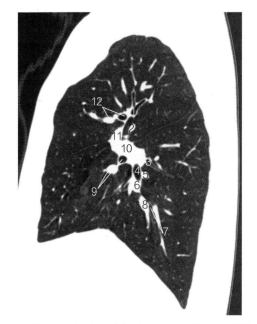

图 6-5　经右肺叶间动脉的矢状断层 CT 图像

1　尖段支气管 apical segmental bronchus

2　后段动脉 posterior segmental artery

3　上段支气管 superior segmental bronchus

4　下叶支气管 inferior lobar bronchus

5　上段静脉属支 tributaries of superior segmental vein

6　底段下静脉 inferior basal segmental vein

7　后底段支气管和动脉 posterior basal segmental bronchus and artery

8　后底段静脉 posterior basal segmental vein

9　中叶支气管和静脉 middle lobar bronchus and vein

10　右肺叶间动脉 interlobar artery of right lung

11　右肺上叶静脉 superior lobar vein of right lung

12　前段支气管和动脉 anterior segmental bronchus and artery

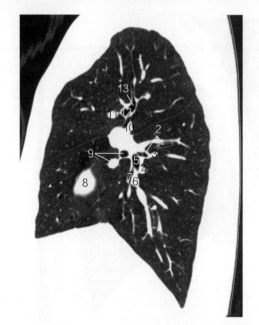

图 6-6　经右肺上叶支气管分叉的矢状断层 CT 图像

1　尖段动脉 apical segmental artery

2　上段支气管和动脉 superior segmental bronchus and artery

3　上段静脉 superior segmental vein

4　上段静脉属支 tributaries of superior segmental vein

5　下叶支气管 inferior lobar bronchus

6　底段下静脉 inferior basal segmental vein

7　内侧底段支气管 medial basal segmental bronchus

8　右心室 right ventricle

9　中叶支气管和静脉 middle lobar bronchus and vein

10　后段动脉 posterior segmental artery

11　前段动脉 anterior segmental artery

12　前段支气管 anterior segmental bronchus

13　尖段支气管 apical segmental bronchus

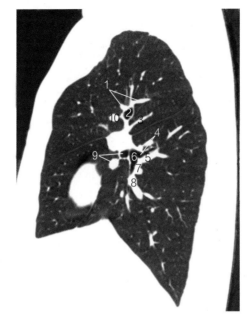

图 6-7　经右肺上段支气管的矢状断层 CT 图像

1　尖段动脉 apical segmental artery

2　上叶支气管 superior lobar bronchus

3　后段动脉 posterior segmental artery

4　上段支气管和动脉 superior segmental bronchus and artery

5　上段静脉 superior segmental vein

6　下叶支气管 inferior lobar bronchus

7　上段静脉属支 tributaries of superior segmental vein

8　底段下静脉 inferior basal segmental vein

9　中叶支气管和静脉 middle lobar bronchus and vein

10　前段动脉 anterior segmental artery

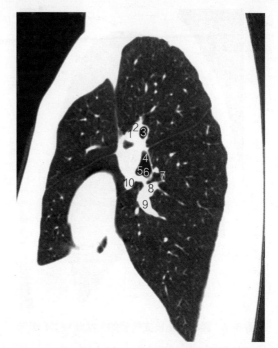

图 6-8　经右肺中间支气管的矢状断层 CT 图像

1　前段动脉 anterior segmental artery

2　尖段动脉 apical segmental artery

3　右肺上叶支气管 superior lobar bronchus of right lung

4　中间支气管 intermediate bronchus

5　中叶支气管 middle lobar bronchus

6　下叶支气管 inferior lobar bronchus

7　上段支气管 superior segmental bronchus

8　上段静脉 superior segmental vein

9　底段总静脉 common basal segmental vein

10　中叶静脉 middle lobar vein

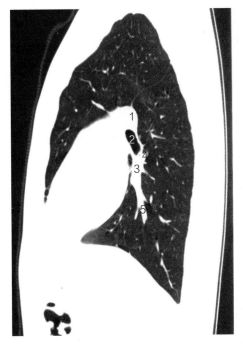

图 6-9 经左主支气管分叉的矢状断层 CT 图像

1　左肺动脉 left pulmonary artery

2　左主支气管 left principal bronchus

3　左下肺静脉 left inferior pulmonary vein

4　上段静脉 superior segmental vein

5　后底段静脉 posterior basal segmental vein

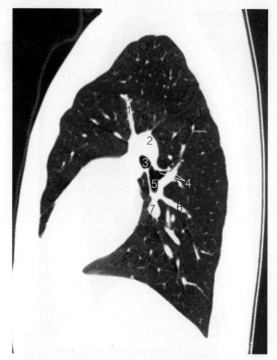

图 6-10　经左肺上段支气管的矢状断层 CT 图像

1　尖后段静脉 apicoposterior segmental vein

2　左肺动脉 left pulmonary artery

3　左肺上叶支气管 superior lobar brochus of left lung

4　上段支气管和静脉 superior segmental bronchus and vein

5　下叶支气管 inferior lobar bronchus

6　上段静脉属支 tributaries of superior segmental vein

7　左下肺静脉 left inferior pulmonary vein

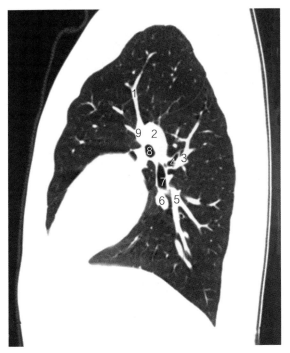

图 6-11　经左肺尖后段静脉的矢状断层 CT 图像

1　尖后段静脉 apicoposterior segmental vein

2　左肺动脉 left pulmonary artery

3　上段静脉 superior segmental vein

4　上段支气管 superior segmental bronchus

5　后底段动脉 posterior basal segmental artery

6　左下肺静脉 left inferior pulmonary vein

7　左肺下叶支气管 inferior lobar bronchus of left lung

8　左肺上叶支气管 superior lobar bronchus of left lung

9　左上肺静脉 left superior pulmonary vein

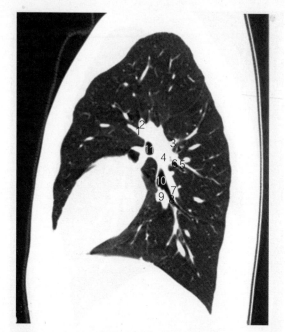

图 6-12　经左肺后底段支气管的矢状断层 CT 图像

1　前段静脉 anterior segmental vein

2　尖后段静脉 apicopoterior segmental vein

3　上段动脉 superior segmental artery

4　左肺下叶动脉 inferior lobar artery of left lung

5　上段静脉 superior segmental vein

6　上段支气管 superior segmental bronchus

7　后底段动脉 posterior basal segmental artery

8　后底段支气管 posterior basal segmental bronchus

9　底段总静脉 common basal segmental vein

10　左肺下叶支气管 inferior lobar bronchus of left lung

11　左肺上叶支气管 superior lobar bronchus of left lung

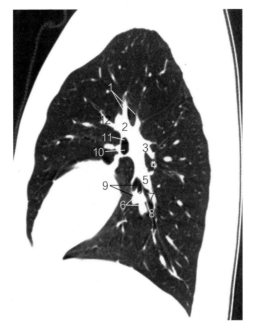

图 6-13　经左肺上叶支气管分叉的矢状断层 CT 图像

1　尖后段动脉 apicoposterior segmental artery

2　左肺上叶动脉 superior lobar artery of left lung

3　上段动脉 superior segmental artery

4　上段支气管 superior segmental bronchus

5　后底段动脉 posterior basal segmental artery

6　外侧底段支气管、静脉 lateral basal segmental bronchus and vein

7　后底段静脉 posterior basal segmental vein

8　后底段支气管 posterior basal segmental bronchus

9　内前底段支气管、静脉 medioanterior basal segmental bronchus and vein

10　上叶支气管下干 inferior trunk of superior lobar bronchus

11　上叶支气管上干 superior trunk of superior lobar bronchus

12　前段静脉 anterior segmental vein

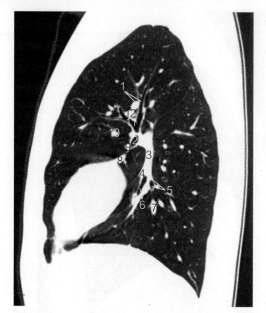

图 6-14   经左肺下干支气管的矢状断层 CT 图像

1   尖后段静脉和支气管 apicopoterior segmental vein and bronchus

2   下干 inferior trunk

3   左肺下叶动脉 inferior lobar artery of left lung

4   内前底段动脉 medioanterior basal segmental artery

5   外侧底段动脉和支气管 lateral basal segmental artery and bronchus

6   内前底段支气管和静脉 medioanterior basal segmental bronchus and vein

7   外侧底段静脉 lateral basal segmental vein

8   下舌段静脉 inferior lingular segmental vein

9   上舌段静脉 superior lingular segmental vein

10   前段静脉 anterior segmental vein

11   前段支气管 anterior segmental bronchus

12   前段动脉 anterior segmental artery

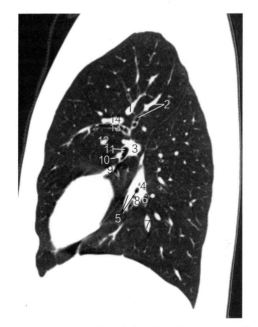

图 6-15　经左肺舌动脉干的矢状断层 CT 图像

1　尖后段静脉 apicopoterior segmental vein

2　尖后段动脉和支气管 apicopoterior segmental artery and bronchus

3　舌动脉干 lingular arterial trunk

4　外侧底段动脉 lateral basal segmental artery

5　内前底段动脉和支气管 medioanterior basal segmental artery and bronchus

6　外侧底段支气管 lateral basal segmental bronchus

7　外侧底段静脉 lateral basal segmental vein

8　内前底段静脉 medioanterior basal segmental vein

9　下舌段静脉 inferior lingular segmental vein

10　下舌段支气管 inferior lingular segmental bronchus

11　上舌段支气管 superior lingular segmental bronchus

12　前段静脉 anterior segmental vein

13　前段支气管 anterior segmental bronchus

14　前段动脉 anterior segmental artery

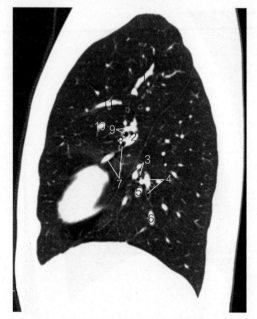

图 6-16 经心尖的矢状断层 CT 图像

1 尖后段静脉 apicopoterior segmental vein

2 下舌段动脉 inferior lingular segmental artery

3 内前底段动脉和支气管 medioanterior basal segmental artery and bronchus

4 外侧底段动脉和支气管 lateral basal segmental artery and bronchus

5 内前底段静脉 medioanterior basal segmental vein

6 外侧底段静脉 lateral basal segmental vein

7 下舌段静脉和支气管 inferior lingular segmental vein and bronchus

8 上舌段静脉 superior lingular segmental vein

9 上舌段动脉和支气管 superior lingular segmental artery and bronchus

10 前段静脉 anterior segmental vein

11 前段动脉 anterior segmental artery

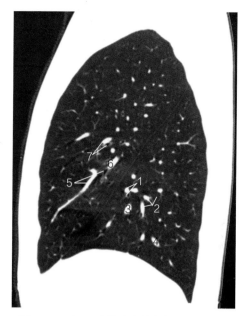

图 6-17　经下舌段动脉的矢状断层 CT 图像

1　内前底段动脉和支气管 medioanterior basal segmental artery and bronchus

2　外侧底段动脉和支气管 lateral basal segmental artery and bronchus

3　内前底段静脉 medioanterior basal segmental vein

4　外侧底段静脉 lateral basal segmental vein

5　下舌段支气管和静脉 inferior lingular segmental bronchus and vein

6　下舌段动脉 inferior lingular segmental artery

7　上舌段动脉和支气管 superior lingular segmental artery and bronchus

第七章　心脏超声图像

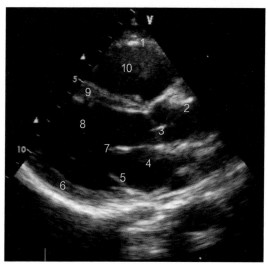

图 7-1　经左室长轴切面的超声图像

1　右心室前壁 anterior wall of right ventricle

2　升主动脉 ascending aorta　　　　3　主动脉瓣 aortic valve

4　左心房 left atrium

5　二尖瓣后叶 posterior mitral valve leaflet

6　左心室后壁 posterior wall of left ventricle

7　二尖瓣前叶 anterior mitral valve leaflet

8　左心室 left ventricle　　　　　9　室间隔 interventricular septum

10　右心室 right ventricle

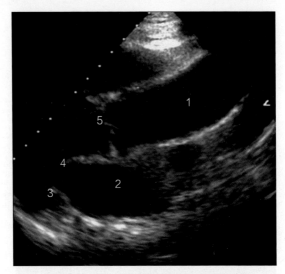

图 7-2　经升主动脉长轴切面的超声图像

1　升主动脉 ascending aorta　　　　　　2　左心房 left atrium
3　二尖瓣后叶 posterior mitral valve leaflet
4　二尖瓣前叶 anterior mitral valve leaflet　　5　主动脉瓣 aortic valve

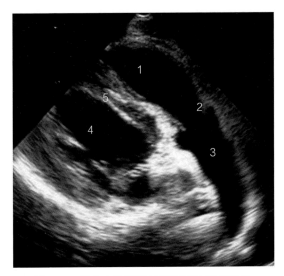

图 7-3 经右室流出道长轴切面的超声图像

1 右心室 right ventricle
2 肺动脉瓣 pulmonary valve
3 肺动脉 pulmonary artery
4 左心室 left ventricle
5 室间隔 interventricular septum

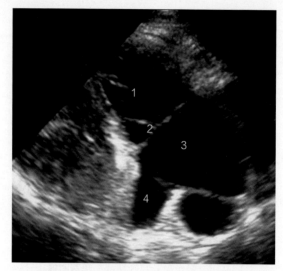

图 7-4 经右室流入道长轴切面的超声图像

1 右心室 right ventricle
2 三尖瓣 tricuspid valve
3 右心房 right atrium
4 冠状静脉窦 coronary sinus

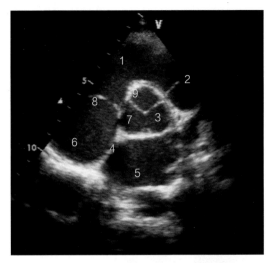

图 7-5 经大动脉短轴切面的超声图像

1	右心室 right ventricle	2	肺动脉瓣 pulmonary valve
3	左冠窦 left coronary sinus	4	房间隔 interatrial septum
5	左心房 left atrium	6	右心房 right atrium
7	无冠窦 noncoronary sinus	8	三尖瓣 tricuspid valve
9	右冠窦 right coronary sinus		

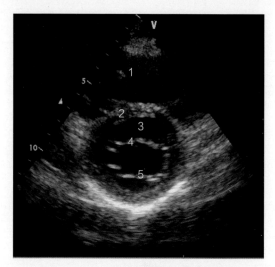

图 7-6 经二尖瓣短轴切面的超声图像

1　右心室 right ventricle　　　2　室间隔 interventricular septum
3　左心室 left ventricle　　　4　二尖瓣前叶 anterior mitral valve leaflet
5　二尖瓣后叶 posterior mitral valve leaflet

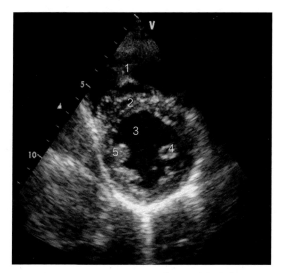

图 7-7　经左室乳头肌短轴切面的超声图像

1　右心室 right ventricle　　　　2　室间隔 interventricular septum
3　左心室 left ventricle　　　　4　前外侧乳头肌 anterolateral papillary muscle
5　后内侧乳头肌 posteromedial papillary muscle

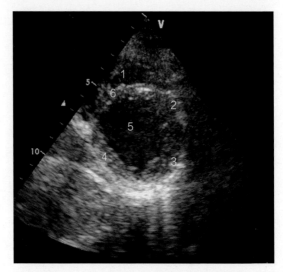

图 7-8 经左室心尖短轴切面的超声图像

1	右心室 right ventricle	2	前壁 anterior wall
3	侧壁 lateral wall	4	下壁 inferior wall
5	左心室 left ventricle	6	室间隔 interventricular septum

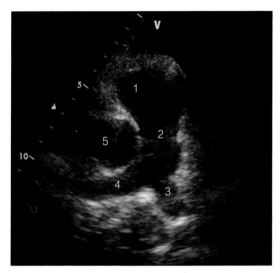

图 7-9　经肺动脉分叉切面的超声图像

1　右室流出道 right ventricular outflow tract

2　肺动脉 pulmonary artery　　　　3　左肺动脉 left pulmonary artery

4　右肺动脉 right pulmonary artery　　5　主动脉瓣 aortic valve

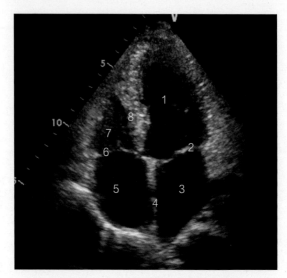

图 7-10　经心尖四腔切面的超声图像

1　左心室 left ventricle	2　二尖瓣 mitral valve
3　左心房 left atrium	4　房间隔 interatrial septum
5　右心房 right atrium	6　三尖瓣 tricuspid valve
7　右心室 right ventricle	8　室间隔 interventricular septum

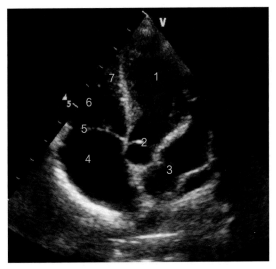

图 7-11　经心尖五腔切面的超声图像

1　左心室 left ventricle　　2　主动脉瓣 aortic valve
3　左心房 left atrium　　4　右心房 right atrium
5　三尖瓣 tricuspid valve　　6　右心室 right ventricle
7　室间隔 interventricular septum

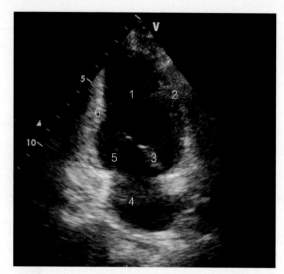

图 7-12　经心尖左室两腔切面的超声图像

1	左心室 left ventricle	2	前壁 anterior wall
3	二尖瓣前叶 anterior mitral valve leaflet	4	左心房 left atrium
5	二尖瓣后叶 posterior mitral valve leaflet	6	下壁 inferior wall

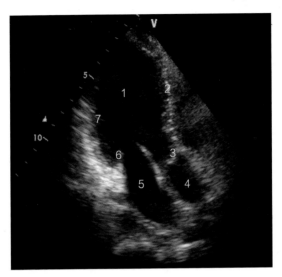

图 7-13　经心尖左室长轴切面的超声图像

1	左心室 left ventricle	2	室间隔 interventricular septum
3	主动脉瓣 aortic valve	4	升主动脉 ascending aorta
5	左心房 left atrium	6	二尖瓣后叶 posterior mitral valve leaflet
7	后壁 posterior wall		

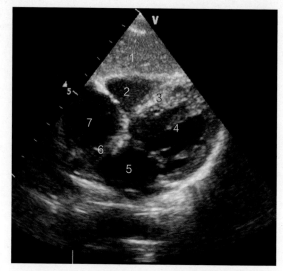

图 7-14　经剑突下四腔心切面的超声图像

1　肝 liver	2　右心室 right ventricle
3　室间隔 interventricular septum	4　左心室 left ventricle
5　左心房 left atrium	6　房间隔 interatrial septum
7　右心房 right atrium	

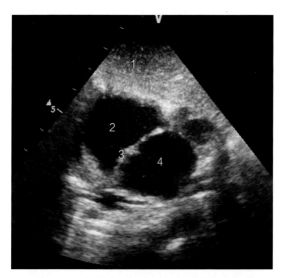

图 7-15 经剑突下心房两腔切面的超声图像

1 肝 liver
2 右心房 right atrium
3 房间隔 interatrial septum
4 左心房 left atrium

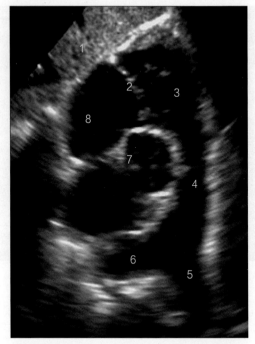

图 7-16　经剑突下主动脉短轴切面的超声图像

1	肝 liver	2	三尖瓣 tricuspid valve
3	右心室 right ventricle	4	肺动脉 pulmonary artery
5	左肺动脉 left pulmonary artery	6	右肺动脉 right pulmonary artery
7	主动脉瓣 aortic valve	8	右心房 right atrium

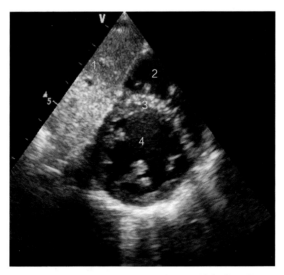

图 7-17　经剑突下左室短轴切面的超声图像

1　肝 liver
2　右心室 right ventricle
3　室间隔 interventricular septum
4　左心室 left ventricle

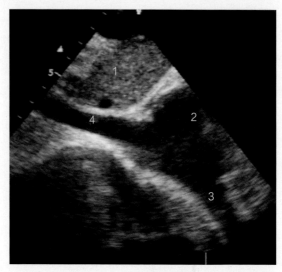

图 7-18 经剑突下上下腔静脉长轴切面的超声图像

1	肝 liver	2	右心房 right atrium
3	上腔静脉 superior vena cava	4	下腔静脉 inferior vena cava

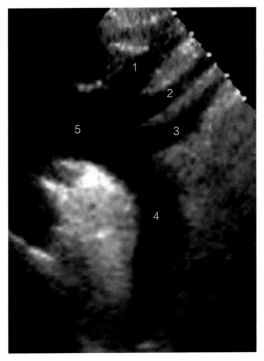

图 7-19 经主动脉弓长轴切面的超声图像

1　头臂干 brachiocephalic trunk

2　左侧颈总动脉 left common carotid artery

3　左侧锁骨下动脉 left subclavian artery

4　降主动脉 descending aorta　　5　主动脉弓 aortic arch

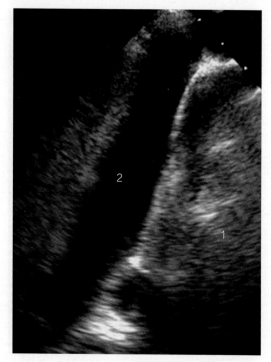

图 7-20   经胸骨旁上腔静脉长轴切面的超声图像

1 肺 lung   2 上腔静脉 superior vena cava

推荐阅读文献

1. 刘树伟. 断层解剖学. 第 3 版. 北京：高等教育出版社，2017.

2. 刘树伟. 人体断层解剖学. 北京：高等教育出版社，2006.

3. 刘树伟，王怀经，柳澄，等. 肺段的冠状断层解剖：断层标本与多层螺旋 CT 图像对照研究. 中国临床解剖学杂志，2004, 22(5): 463-468.

4. 刘树伟，王怀经，柳澄，等. 右肺门支气管和血管在横断面上的配布规律. 中国临床解剖学杂志，2004, 22(5): 457-462.

5. 刘树伟，柳澄，王怀经，等. 肺内管道的冠状断层解剖学研究. 解剖与临床，2005, 10(2): 85-88.

6. 刘树伟，王怀经，柳澄，等. 左肺肺段和亚肺段支气管和血管的矢状断层解剖学研究. 解剖学报，2005, 36(3): 272-277.

7. 刘树伟，王怀经，柳澄，等. 左肺门支气管和血管在横断面上的配布特点. 中国临床解剖学杂志，2006, 24(4): 351-354.

8. Bo WJ, Carr JJ, Krueger WA, et al. Basic Atlas of Sectional Anatomy with Correlated Imaging, 4th ed. Philadelphia: Saunders Elsevier, 2007.

9. Ellis H, Logan BM, Dixon AK.Human Sectional Anatomy, 3rd edition. London: Hodder Arnold, 2007.

10. Federle MP, Rosado-de-Christenson ML, Woodward PJ, et al. Diagnostic and Surgical Imaging Anatomy: Chest, Abdomen, Pelvis. Salt Lske City: Amirsys Publishing, Inc., 2007.

11. Gotway MB. Netter's Correlative Imaging Cardiothoracic Anatomy. Philadelphia: Elsevier Saunders, 2013.